# 回生集

清·陈杰 辑

周 霞 欧阳兵 点校

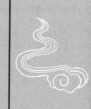

天津出版传媒集团

天津科学技术出版社

**图书在版编目（CIP）数据**

回生集/（清）陈杰辑；周震，欧阳兵点校.--天
津：天津科学技术出版社，2000.08（2022.10重印）
（实用中医古籍丛书）
ISBN 978-7-5308-2864-9

Ⅰ.①回… Ⅱ.①陈… ②周… ③欧… Ⅲ.①验方-
中国-清代 Ⅳ.① R289.5

中国版本图书馆 CIP 数据核字 (2000) 第 62155 号

回生集
HUISHENG JI
责任编辑：胡艳杰　马妍吉

| | | |
|---|---|---|
| 出　　版： | 天津出版传媒集团 | |
| | 天津科学技术出版社 | |
| 地　　址： | 天津市西康路 35 号 | |
| 邮　　编： | 300051 | |
| 电　　话： | (022) 23332695 | |
| 网　　址： | www.tjkjcbs.com.cn | |
| 发　　行： | 新华书店经销 | |
| 印　　刷： | 天津印艺通制版印刷股份有限公司 | |

开本 787×1092　1/32　印张 4.25　字数 40 000
2022 年 10 月第 1 版第 4 次印刷
定价：20.00 元

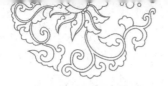

# 内容提要

　　本书由清代陈杰辑民间验方而成,书分上下两卷,上卷集内科杂病诸方,下卷集外症、伤损、杂治、女科、小儿诸病等方。陈氏以临床常见为主旨,集各家之说,参合经典医方精髓,精选民间验方。每方之前先议病症,后附方药,注明服法,并强调服药时间。所集医方,简便验廉,平妥实用。全书文字通俗,医理较为简单,极便医者或病家按症索方。个别随意附会、夸张虚玄之处,读者当择善而从。

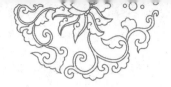

# 点校说明

陈杰,清古北口(今北京密云县)人,号乐天叟,生卒年未详。陈氏酷爱医方,整理医方数百首,分内症、外症、女科、小儿科等四门汇集而成《回生集》二卷,初刊于清·乾隆三十年乙酉(1765年)。该书文字通俗易懂,医理较为简单,极便于医者或病家按症索方。故初刊后,世受推重,曾有清·乾隆五十四年(1789)刊本、嘉庆六年(1801)刊本、嘉庆十二年(1807)刊本等多种版本传世。陈氏尚著有《续回生集》二卷,《樱花易简良方》四卷,皆刊行于世。

一、本次点校以清·乾隆五十四年本为底本,初刻本残本为主校本,《珍本医书集成》本为参校本。

二、书中凡显系抄刻所致之误字、异

体字等，均迳改为规范简体字，不出
校记。

三、凡底本与校本异文，显系底本
误、脱、衍、倒者，均据校本予以勘正，并
出校记。难定是非者，在校记中说明。

四、原书为繁体竖排，今改为简体横
排。原书之"右"字均迳改为"上"，
"左"字均迳改为"下"，不出校记。

五、为便于阅读，目录略作调整，不
出校记。

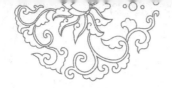

# 序

　　从来妙剂多出仙传,如《千金》等方其尤著者也。余素患痰疾,后又左膝寒痛,念载以来,屡治不瘥,戊申岁恭设乩坛,求治于葛仙翁祖师,乩示云:此膝痛即系积痰所致。幸赐方药,宿疾顿除。嗣凡眷属有恙,即虔祷仙方,无不立效,但祖师因人治病,故所得乩方未敢广传,惟立愿遍访世间经验良方,无论已刻未刻,汇刊公世,尚恐成方中或有一时偶验未可永为准则者,谨求祖师选定,得四百余方,并蒙乩批云:予有一片济世之心,故凡有所求,借乩鸾以示尔。今备有成方,请予选定,予亦欣然。但病有虚实寒热,药有温凉补伐,虚宜温补,实宜泻散,倘视症未明,误投药剂,为害非轻。今择其必中者用之,自无不验也。此书即定为《回生集》可耳。敬叙卷首,以体祖师普济之慈心云。

乾隆乙酉岁孟夏中澣古北乐天叟陈杰
书于云间笃忠堂官舍

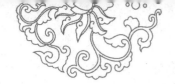

# 目　　录

XV

# 回生集卷之上

古北乐天叟陈杰集

## 内 症 门

**吕祖铁拐杖** 天门冬<sub>去心,一斤</sub> 熟地<sub>炒,一斤</sub> 白茯苓<sub>去皮乳拌,一斤</sub>

上药共为细末,炼蜜为丸,弹子大,每服三丸,黄酒送下。此药能消除百病,能令颜如童子,远行不饥,须发不白,身体不倦。

**无比山药丸** 治诸虚百损,五劳七伤,肌体消瘦,目暗耳鸣,四肢倦怠。常服壮筋骨,益肾水。赤石脂<sub>煅、醋淬七次,研细水飞,一两</sub> 茯神<sub>去皮木、水飞、去筋,一两</sub> 山萸肉<sub>去核,二两</sub> 熟地黄<sub>咀片晒干,二两</sub> 巴戟<sub>去心酒洗焙干,一两</sub> 牛膝<sub>肥大者去芦酒浸晒,二两</sub> 泽泻<sub>盐水拌炒,一两</sub> 杜仲<sub>去皮盐水拌炒断丝,三两</sub> 山药<sub>微炒,三两</sub> 菟丝子<sub>酒煮极烂捣焙为末,三两</sub> 五味

子一两　肉苁蓉酒浸焙干,四两

以上共为细末,炼蜜丸如梧子大,每服五六十丸,空心秋石汤送下或白滚汤送下亦可。

**萆薢汤**　治肾气素虚,腰胯腿足酸软无力,兼受风湿侵袭,寒冷凝滞血脉,屈伸抽缩不遂,麻木疼痛等症。

川草薢二钱　川牛膝二钱　汉防己二钱　于白术土炒,三钱　海桐皮二钱　当归身酒洗,三钱　大生地三钱　白芍药酒炒,二钱　川杜仲炒断丝,二钱　川续断酒浸烘,二钱　宣木瓜一钱五分　川独活一钱五分　威灵仙一钱五分　台乌药一钱五分　滴乳香制净油,一钱五分　净没药制净油,一钱五分　茅苍术米泔浸,一钱五分　青防风一钱五分　川芎一钱五分　甘草生,五分

不用引,水煎空心服。此药益肾活血,荣筋驱风,去湿定痛宣通经络。药品不杂,妥善。如无海桐皮用牛蒡子亦可。

**还童酒方**　久饮能添精补髓,强壮筋

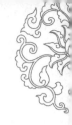

骨,驱风活经络,大补气血。如加蕲蛇、虎骨更妙。

熟地三两　生地四两　全当归四两　川草薢二两　羌活一两　独活一两　怀牛膝二两　秦艽三两　苍术二两　块广皮二两　川断二两　麦冬三两　枸杞二两　川桂皮五钱　小茴香一两　乌药一两　丹皮二两　宣木瓜二两　五加皮四两

上药十九味绢袋盛贮,用陈酒五十斤,好烧酒亦可,汤煮三柱香,埋土中七日,早晚饮三、五杯。

**久患咳嗽连嗽四五十声**　生姜汁半合　蜜一匙　煎热温服。轻者四五服,重者十数服立止。

**老人喘嗽**　胡桃肉去皮,　杏仁去皮尖　生姜各一两研膏入炼蜜少许,丸如弹子大,每卧时嚼一丸,姜汤下。气促难卧,服此立定。

**三子养亲汤**　治老人痰喘咳嗽,气急胸满。极能调和胸胃。

紫苏子　萝卜子　白芥子等分,晒干、纸上微炒,研细煮汤,随饮食啜下。

**十子丸**　四明沈嘉则无子,七十外服之,连举子。

槐角子<small>和何首乌蒸七次</small>　覆盆子　枸杞子<small>去枯者及蒂</small>　桑椹子　冬青子<small>四味共蒸,各四两</small>

菟丝子<small>制去壳、酒蒸</small>　柏子仁<small>酒浸蒸</small>　没石子　蛇床子<small>蒸</small>　北五味子<small>去枯者打碎、蜜蒸,以上各二两</small>

上为末,炼蜜丸如桐子大,每服五六十丸,空心淡盐汤下,干点心压之。

**种子奇方**　凡梦遗滑泄真精亏损者服之神验,有火者相宜。

沙菀蒺藜<small>八两,微焙,四两为末入药,四两为膏入蜜</small>　川续断<small>酒蒸,二两</small>　菟丝子<small>三两,酒煮见丝</small>　山茱萸肉<small>生用</small>　芡实粉<small>生用</small>　莲须<small>生用,各四两</small>　覆盆子<small>生用</small>　甘枸杞子<small>各二两</small>

前末,以蒺藜膏同炼蜜和丸如梧桐子大,每服四、五钱,空服,淡盐汤下。

**壮阳种子丸**　治尺脉微弱而痿虚寒

无火者宜此。

熟地酒煮捣烂　枸杞子各一两半　牛膝俱酒洗　远志肉甘草汤煮　怀山药炒　山茱萸肉　巴戟去骨酒蒸　白茯苓　五味子　石菖蒲　楮实子　肉苁蓉酒洗去鳞甲、去心中白膜　杜仲盐酒炒　茴香盐水炒，各一两　冬加肉桂五钱。童便拌晒三次

上为末，炼蜜和枣肉为丸，空心温酒淡盐汤任下。

**蛔厥心疼**　乌梅二个　川椒十四粒　煎汤服即愈。一切心痛不拘大小男女，马兜铃一个烧存性为末，温酒服立效。

**急心气疼**　胡桃一个　枣子一枚，去核夹桃，纸裹煨熟，以生姜汤一盏，细嚼送下永久不发。

**卒急心疼**　枣丸诗云：一个乌梅二个枣，七个杏仁一处捣，男酒女醋送下之，不害心痛直到老。

**擦牙乌须不老神方**　辽细辛六钱　熟地黄晒干　白蒺藜去刺　破故纸　五味子晒

干　没石子黑黄者佳　地骨皮去粗皮　旱莲草　枸杞子晒干　青盐用草纸酒湿透包放炭中微火煨。以上各一两五钱

上为末，筛细，磁罐收贮，不可出气。每日清晨，人之元气统聚于口，切勿漱水吐出，惟以指蘸药末擦牙齿上下周遍，滚水含漱，徐徐咽下。总不间断，固齿乌须，功效如神。

**齿䘌**　五倍子烧研擦齿。

**治牙疼神效方**　雄黄精　明矾各三分
牙硝一钱　真大冰片一分　共为极细末，以半分擦患处，流涎即愈，极验无比。

**治风火牙疼**　松木节一小片，咬疼牙上立止。

**熏虫牙痛方**　韭菜子一大撮，入炉内烧燃，先将芦管一头纸粘喇叭样，吸此烟至牙痛处，其虫俱出，温茶漱去。

**牙痛噙药方**　不论风火虫牙皆治。
生草乌　雄黄　胡椒　麝香　蟾酥
各等分

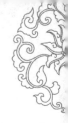

共为细末,用绸绢包,噙疼牙上,立止疼。又治蝎蛇伤,以盐水调涂,药到痛止。

**走马牙疳**　大徽枣一枚,青布包,签住,蘸芝麻油于灯头上烧之,磁盅接承滴下油汁,以枣枯油黑为度。先以米泔水漱净口,再鸡翎蘸油刷患处。

**牙龈肿痛**　瓦松　白矾等分,水煎漱之立效。

**牙龈臭烂方**　芥菜根烧存性,研末,频敷之即愈。

**牙宣露痛方**　丝瓜藤,阴干火煅存性研,搽即止。

**洗远年双目不明方**　黑豆一百粒　黄菊花五朵　皮硝六钱

水一盅,煎七分,带热熏洗,五日换药再洗,五十日可以复明。

**治两眼夜不见物**　羯羊肝一副不见水,不沾铁器以竹刀切开,加谷精草细末,入瓦罐内煮熟,不时服之,屡验。

**治雀姑眼神效方**　石决明即海巴有窟的

有眼的,火煅为末三钱,用猪肝一个<sub>或羊肝、鸡肝亦</sub>可,用竹刀剖破,将石决明子入内,面包烧熟,滚白水送下,服一个即愈。

**目中生翳** 鹅不食草,搐鼻塞耳贴目,去翳神药也。

**小儿青盲眼** 木贼草 白蒺藜各等分,末,炒猪肝食。

**目睛垂出至鼻**或时大便血痛,名曰肝胀 羌活煎汁服数盏。

**点努肉攀睛方** 蛤粉<sub>滚水飞过</sub> 蕤仁 乳香<sub>去油洗</sub> 轻粉<sub>水飞过,各一钱</sub> 冰片<sub>一分</sub> 麝香<sub>一分</sub> 共研极细末,以新笔尖蘸凉水点之。

**飞丝入目** 白菜揉烂帕包,滴汁二三点入目即出。

**洗风烂眼神效方** 白矾 铜绿 花椒各等分,外加槐树条六寸,水煎凉洗。

**专治风火眼红方** 炉甘石,煅为极细末,用菜油调匀盏内,将盏覆于艾火上熏至黄色为度,临睡调擦于眼上,次日用温水洗净，其药入眼无碍。

**治鼻渊**即脑漏**神效方**　漆绵一两，漆铺内
洒漆用过之一个丝绵也　白鸽子翎去硬管用两边毛，
一两，将鸽翎卷入绵内，烧灰存性，每灰一
钱加真冰片七厘，令患者仰卧，轻轻吹入
少许，不可重吹，恐喷嚏打出无用也。每
夜吹一次，连吹四五夜即愈。要戒房事百
日，神效无比。

**鼻渊**　即脑漏，因风寒凝入脑户，与
太阳湿热交蒸乃成，其患鼻流清涕或流黄
水，点点滴滴，长湿无干。

白芷一两　苍耳子炒　辛夷仁各二钱五
分　薄荷五钱

为末，葱泡茶汤清调，食后服；以鹅儿
不食草塞鼻孔自止。

**鼻衄久不止**　大蒜捣如泥，左鼻若出
血，左脚心下涂，右鼻若出血，右脚心下
敷，两鼻俱出血，两脚心下铺甚妙。

**治鼻衄**　生地　炒山栀仁各五钱　水
煎服即愈；或用发余灰吹鼻内更妙。

**鼻血不止**　白芨末唾津调涂山根便
止山根即鼻梁上也。

**鼻笋奇疼**　用白矾　硼砂少许为末，
吹鼻化水愈。

**耳中出血**　龙骨末吹入即愈。

**耳鸣耳痒流水风声**　生乌头一个，乘
湿削如枣核大，塞耳，早塞夜易，过三五日
便愈，不然久则成聋。

**耳猝聋闭方**　蓖麻子一百粒　大枣十五
枚,去核，共捣烂，入男胎乳汁和成作锭如枣
核样，以丝棉裹一枚塞之，觉耳中热为度，
一日一换，二十日瘥。

**聘耳出汁**　韭汁日滴三次。

**舌卒肿如猪胞状满口,不治须臾死**
《千金方》用百草霜和酒，涂舌下立愈要乡
间烧杂草者。

**舌忽胀出口外**俗曰蟆蚣毒　雄鸡冠上血
一小盏浸

**舌忽发胀满,口不能出声**　蒲黄须
渗，如因寒得，加干姜末等分，之即收。

**舌硬出血**　木贼水煎漱口即止。

**紫袍散**　治咽喉十八种症方。

石青　青黛　朱砂　白硼砂各一两
胆矾　人中白煅　元明粉各五钱　真冰片三
分　山豆根二钱

共为末，入磁罐塞口，急时用二三厘
吹咽喉即愈，神效无比。

**缠喉风秘方**　常熟赵氏祖传缠喉风
药甚效而方极秘。昔一日赵氏子与友章
某饮，询其方不答。酒次，赵喉间忽痛不
可忍，乃大声曰：为求猪牙皂角来！来则
细捣，以酸醋调末入喉，四五嗽，痰大吐痛
立止。章数以告人，传者遂众。用皂角末
醋调涂外颈上，干则易之，其乳蛾即破而
愈矣。

**喉中忽生肉如桃如云层层而起**　用
棉裹筋头蘸食盐点肉上，一日五、六次自
消，再服后药。

桔梗汤　苦桔梗　川黄连倍加　枳实
炒　前胡　连翘去心　陈皮　防风　半夏

制 柴胡 南星 白附子 牛蒡子炒研
赤芍 莪术煨 元参 甘草各等分，水
煎服。

喉闭急症方 鸭嘴胆矾研极细末，以
酽醋调灌，吐出胶痰即愈。

喉痹壅塞不通 染色红花捣汁服一
小升；如干者浸汁服。

急喉痹缠喉风不省人事，牙关紧闭
白矾五钱 巴豆去壳，三枚 将矾入铫内慢火
熬化为水，入巴豆于内、候干，去巴豆取矾
研末，每用少许吹入喉中，顽痰立出即愈。

喉蛾汤水不下方 燕窝土 雄黄各
等分，共研细末，以堆花烧酒调敷咽喉外
两旁即愈。

喉痹、喉蛾、缠喉风急治方 猪牙皂
角一两，去皮弦，研细末 水二盅煎半盅，加蜜
一匙调服，吐痰验。如牙关紧急，以纸研
出巴豆油，去巴豆渣，捻纸作捻子烧着、吹
灭，熏两鼻即苏。

治双单乳蛾并喉痹方 用壁上蜘蛛

白窝取下，将患者脑后头发一根缠定蛛窝上，以银簪挑窝烧存性、为末，吹入患处立消。蜘蛛有花者有毒，不可用。

**治乳蛾神效方**　乳蛾急症也，此方甚效有力者，宜预制以救人，腊月八日雄猪胆一个，装入白矾末，阴干之后研末，再入腊八日猪胆内，如此三、四次。倘遇患者用一、二分吹之即愈，神验。

**治双单蛾神方**　凡双单蛾头顶上有双紫泡谓双蛾，有单紫泡谓单蛾，先用银簪挑破，捏出紫血，则患势稍衰不紧矣。若看不出紫泡者，谓之隐蛾，先用桐油蘸于蛾翎上，在舌根下绞出痰涎，俟鼻中知桐油臭即止，再用马兰头草①捣汁同好醋含漱数次即愈。冬月无马兰头草，用山豆根一两煎极浓汁，用醋漱亦效。

**治双单喉蛾肿闭方**　冰片三分　麝香三分　皂角刺三分　共研细末，将竹管吹入，一破即愈。加山豆根、射干花根更神效。

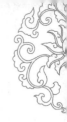

———————

　①　马兰头草：即马蔺，也称马莲。

**来泉散**　治乳蛾良方。

雄黄一钱　鸡内金三个,焙脆存性　生白矾一钱　共研细末,入瓶收贮听用。令患者先用凉水漱口,将药用竹管吹至喉中,即吐涎水碗许,其痛立止。

**咽喉肿痛**　射干根　山豆根　共为末,吹之立消,止痛如神。

**口疳神方**　亦治喉癣、喉痛。

橄榄核煅存性,三钱　凤凰衣即哺退鸡蛋壳,煅存性,三钱　儿茶三钱　人中白三钱　共研细末,每用药一钱加冰片三分,吹搽患处神效。

**咽中结块不通水食,危困欲死**　百草霜蜜和丸,芡实子大,每用新汲水化一丸灌下,甚者二丸即愈。

**腰痛**　用猪腰一付,去内筋膜,装破故纸　杜仲末,线扎好,将黑料豆三合,以猪腰子放豆中,水比豆高一指,少入盐两匙,煮三四滚,闷一时,药末弃去,将腰子空心嚼吃料豆,常吃不过三服即愈。

**治肾虚腰痛方**　其痛悠悠缓缓，即是肾虚。

杜仲酒浸炙干，捣罗为末，无灰酒调下。

**腰痛六合散**　治腰痛伛偻不能步履。

杜仲炒断丝　肉苁蓉酒洗去麟甲　川巴戟　小茴香　补骨脂盐汤净浮水面者掠去不用

净青盐各等分，共研细末听用。再用羊腰子二个，将竹刀剖开，散药末在上，仍合住，外用熟面包好，微火煨熟，好酒送下。

**治腰腿中湿冷疼痛年久不愈屡验方**

当归酒洗，一钱　川芎五分　大熟地一钱

白芍酒炒，一钱　川牛膝去芦焙，一钱　木瓜五分　肉桂五分　防风五分　独活五分　石斛酒焙，一钱　广木香三分　白茯苓一钱　炙甘草三分　生姜一片，黄酒半盅，水二盅，煎一盅，空心服。

**挫闪腰痛方**　神曲一块如拳大，火烧通红，淬酒二大碗，饮之即愈。

**治蛾掌风**　用皂角为粗末，将鹅卵石烧红，小瓦一块，盛在升中，上加皂角末，烧烟熏之，其皮痒甚，再熏数次自愈。

**蛾掌风病**　用真蕲艾四五两，水四五盏，煮五六滚，入大口瓶内，麻布二层缚之，将手心熏之，冷则再热，神效。

**手足雁疯方**　侧柏叶、败船灰，先将败船灰研末，桐油调搽，再将柏叶烧烟熏之，一二次痊愈。

**鹤膝风**　槐枝、松枝、桃枝、芫花根共捣煎汁，小深盆盛，熏膝被盖候汗揉之，再以草乌、细辛、防风等分末缝靴袜护膝内，久而自愈。远行脚肿掺鞋底，或水湿草鞋掺之甘菊花、陈艾叶作护膝带之。

**脚气**　薏苡仁作粥食，赤小豆和鲤鱼煮食。

**寒湿脚气**　面皮醋蒸熨之互易，至汗出为妙。

**腿疼脚气麻丝方**　好线麻用木梳将粗皮渣滓梳净，只存丝筋，用四两悬起自下往上火燎焦存性，研极细，用好酒二大碗煎热，量人酒量饮之。身上盖暖，脚下用烧热砖踏之，则药力下行，以腿上出汗脚心出黏汗为度即愈。

**治寒湿脚气甚应膏** 广胶三两，葱姜各半斤，捣汁留用，另将好陈酒糟取糟油二盏，或用米醋一碗和陈糟装，细绢滤取汁二盏，同膏葱姜汁熬成膏，布摊贴之，即止痛消肿愈。

**治风湿脚气方** 脚气之症，感湿而身发热脚忽肿者是也。不可用人参，犯之即死，切忌切忌。

柴胡　防己各一钱　芍药三钱　茯苓五钱　陈皮　甘草各五钱　薏仁一两

水煎服一二剂愈。一用人参，则引邪入气分，盖脚气乃犯血道，故宜从下散而不可引上也，引上必致犯心，故主死。

**治脚气神效方** 金银藤　闹洋花二蚕砂各四两　垂杨柳枝七寸长的要二十一枝，熬水熏洗。

**脚软病乃肾虚** 净杜仲一两，寸断去丝,半酒半水一大盏,煎服数剂调理保中即愈。

**脚腿红肿方**　俗名游风。铁锈热如火炙者,以铁锈水涂解。

**腿肿腹内成块**　田桃树根、牛蒡根、牛膝各二斤,慢火煎膏如饴,每热酒服一匙,食前服。

**火丹热毒**　燕窝土用向阳者,鸡子白和敷。

**满身麻木**　楝树子烧灰研末,每服三五钱,黄酒调下即止。

**软瘫**　桦皮烧灰为末,每服二钱,酒下,久服自效。

**骨痿**　何首乌一斤,牛膝半斤,炼蜜为丸,每酒服五钱。

**二便关格**　皂荚烧研,粥饮下三钱立通。

**燥结**　轻粉五分,砂糖一弹丸,捣丸梧子大,每服五丸,临卧温水下。

**治小便频数有余滴,腰膝冷,肾囊湿,**

**两脚无力** 故纸,盐水浸、酒炒,二两 白茯苓一两 没药五钱,去皮,共为细末,用黄酒浸高药一指,煮化和没药,丸梧子大,每服三十丸,空心白汤下。

**小便闭胀,不治杀人** 葱白三斤切炒、帕盛,二个更换熨小腹上,气通即便。

**癃淋** 马齿苋捣汁饮。

**地髓汤** 治五淋、小水不利、茎中痛欲死。

牛膝一两、洗净,水五盅煎一盅,去滓加麝香少许研调,空心服。

**小水不通方** 芒硝一钱研细末,以龙眼肉包之,细嚼咽下立愈。

**小水不通方** 旧麦草帽一顶,煎水饮之即通大便闭结同此。

**治小便淋痛方** 用蜀葵花根洗锉,水煎五、七沸,服之如神。若淋血,加车前子一钱,同葵煎服。

**萃仙丸** 专治遗精。

沙苑蒺藜八两 莲实四两 芡实四两

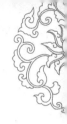

山萸肉四两　　枸杞二两　　川断二两　　龙骨五钱　　覆盆子二两　　菟丝子二两　　杜仲二两

上金樱子膏二两　　白蜜十两共和为丸,每服五钱,清早淡盐汤下。

**无梦遗精**　韭子一两,炒研,每酒服二钱,并治白浊、盗汗。

**梦泄**　用猪肚雄者一个、洗净　杜仲半斤,用线缝固、煮烂,去药连汤食尽即愈。此方又能治腰疼神效。

**治自汗**　黑豆淘洗磨成豆腐浆,锅内熬熟结成皮,每食一张,用热黑豆浆送下即效,凡人每日清晨吃黑豆腐浆大有补益,可以免痨病之患。

**治盗汗**　用鸡蛋五枚,将外壳周围轻轻敲碎,不得损伤内之白皮,浸童便内一昼一夜取出,用冷水渐渐加火煮熟食之,二次即愈。凡人每日清晨食二三枚,大有补益。

**治盗汗方**　莲子七个　　黑枣七个　　浮麦一合　　马料豆一合

用水一大碗煎八分服之，三剂痊愈。

**黄疸取黄法** 屡试屡验。用扛连纸一张，裁为四条，笔管卷如爆竹式，将一口用糊粘固，外用黄腊一两铁铫溶化，将纸筒四围浇匀，不可使腊入筒内，令患者仰卧，将腊筒套在脐上，再用面作圈护住筒根，勿令倒，勿令泄气，筒头上点火烧至筒根面圈处剪断，另换一新筒再烧，看脐中有黄水如鸡子清者取出，轻者熏四五筒，重者熏二七筒或三七或七七筒，总以取尽黄水为度，神效。

**治黄疸如金方** 晴明天气时清晨勿令鸡、犬、妇人见，取东引桃根细如箸若钗股者一握，切细，以水一大升煎，空腹顿服，后三、五日其黄离离如薄云散开，百日方平复也。黄散动可时饮清酒一杯，则眼中易散，否则散迟。忌食热面、猪、鱼等物。

**黄疸尿赤** 头发烧灰，水服一钱，日三次，秘方也。

**黄胖病方**　马兰头根杵汁半碗,冲酒服之,每日一服,半月即愈。

**羊癫风方**　甜瓜蒂七个研细,白矾一钱,无根水调送下即吐痰,过五日再吃一服痊愈。

**羊头风病**　俗名羊纤风。黑羊粪瓦上焙干为末一钱,糖汤下。

**狂跳邪语**　陈细茶,白矾各三钱,为末,饭捣丸如梧子大,朱砂一钱研细为衣,发时服三钱。

**失心癫狂**　真郁金七两　明矾三两,为末,薄糊丸桐子大,每白汤服五十丸。

**多年内伤**　此方凭医看准。冬瓜子为末,温酒服之。

**治伤寒初起方**　不拘男女老少皆宜。

元参一两二钱,水二盅煎一盅,去渣趁热服,盖暖衣被,出汗即愈。小儿减半用之。此方系仙传。

**伤寒点眼方**　粉甘草六分,冰片四分,病起一日至六日,男左女右点之,出汗即愈,如过七日不论男女,两眼并点神效。

**专治结胸停食伤寒,糟蒲饼** 陈香糟六两 水姜 菖蒲根各四两 盐二两

共捣匀,炒热为饼,贴胸前痛处,以火熨之,内响即去。如口渴任其吃茶水,待大便利下恶物即愈。

**鸡子饮** 专治狂走伤寒。用出过小鸡的蛋壳泡汤服即睡。

**治瘟疫伤寒时症,或饭后气恼心口胀闷填塞不舒方**

上好蒸酒炖热,将布二块蘸酒自胸向下擦抹,如布冷另换一热布,轮替擦抹,如此数次,病气下通即能大便而痊。此非误下陷胸之症,故治法不同于用汤液,诚补古法之所不及者也。

**治瘟疫伤寒时气方** 少宰倩李先生传。

麦冬去心。三钱 乌梅肉三个 元荽梗三十寸 灯心三十寸 竹叶三十片 红枣三枚,去核

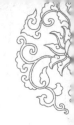

水煎热服。少宰云此系秘方，最效。

**秘传除瘟救苦丹**　专治一切瘟疫、时症、伤寒感冒，无论已传经未传经，大人每服一丸，小儿半丸，凉水调服，出汗即愈，重者连进二服。未汗之时，切不可食热汤热物，汗出之后不忌。此丹百发百中，奇效无比，有力者修合以济世，最妙。

瓜儿天麻　麻黄　干姜　松萝茶　绿豆粉各一两二钱　甘草　朱砂飞过　雄黄飞过，各八钱　生大黄二两

上药共为细末，炼蜜为丸如弹子大，收磁器内，勿令泄气。

**辟瘟丹**　红枣二斤　茵陈切碎，八两　大黄切片，八两，加水安息更妙；如无，亦可以上三味合一处，清早烧，能却时症瘟气水安息系外洋来者，大药店方真

陈宜中尝梦神人语曰：天灾流行，人多死于疫疠，惟服大黄者生，事见《宋史说储》。

**治大头瘟方**　东平展子明传。头面

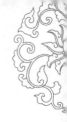

肿大如斗，二目难开，危急者服之，奇效。

牛蒡子<sub>炒香研</sub>　苦桔梗　荆芥穗<sub>焙</sub>

家菊花　黄柏梢　龙胆草　防风　羌活

连翘<sub>去心</sub>　蔓荆子<sub>去蒂焙</sub>　薄荷叶　藁本

元参　白芷　升麻　川芎　生甘草<sub>各</sub>

三钱

上药共合一处，入净砂锅内，注水十
碗，在病人房内炭火慢熬至五碗为度，去
渣。将病者仰卧，以小盅徐徐灌之，勿令
间断，服完其肿自消。须善调养数日，再
服清胃之药，必无后患。

**虾蟆瘟**　头项肿大。福建靛花，细研
三钱，和鸡子清一枚，烧酒搅服，侧柏叶捣
自然汁调蚓泥烧研敷。<sub>靛花染坊内可觅</sub>

**治头风不拘偏正立刻止疼方**　硫黄
一钱，川椒<sub>取红色者去黑籽为末</sub>，三分，上二味拌
匀，溶成小饼，左疼塞左鼻，清涕从右鼻
出，右疼塞右鼻，正疼左右俱塞，清涕流尽
即愈，神验。

**治偏正头风熏鼻方**　藁本<sub>五分</sub>　细辛

五分 香白芷一钱 辛夷八分

共研细末,分为四份,用纸四条卷实,将火点着,以烟熏鼻,日熏二次即愈。

**头风** 用陈荞麦面作饼,乘热贴于头上患处,外用绢扎好,出汗风毒尽收入饼内,两次即愈。

**治噎隔反胃回食,水谷不进,即刻回生方** 夏月中伏天粪坑中蛆,愈大愈好,捞出以长流水洗净,用桶瓦二个盛蛆在内,盐水和泥将瓦两头封固,木炭火煅一炷香,煅至蛆身黄色,如尚未黄再入砂锅焙黄,最忌用铁器、铜器。每服用:

黄蛆一钱五分研末 细松萝茶七分五厘
广木香一分五厘研末 制豆蔻四分五厘,共研极细末,五更时空心温干烧酒半茶盅调服;如不能饮酒者,水酒调下,切忌面食,荤腥数日。

**治翻胃神效方** 用极大枳壳两半个去内瓤,将真阿魏六、七分 杏仁去皮尖十余粒,共捣烂入枳壳内,将两半壳合口,外用绵纸裹好、线扎紧，入滚水内大火煮半日，取起去壳内药，将壳焙干为末，烧酒送下，重者不过二次即愈。初起者神效、久难见功。

**治噎食神验方**　生姜不拘多少，五月五日午时用布袋藏好浸于不见天之东厕内，四十九日取起，扫去秽物，悬空吊晒极干，为末。病二年者，用姜末三分，病一年者，用姜末二分，入麝香一二厘，冲白滚水与病者吃下，只吃一服而愈。服药后不可轻叫病人吃饭，须先饮米汤一日，次日方可少吃稀粥，五六日后渐渐吃饭。总以少吃为妙，忌荤腥、盐酱并酱小菜五十日，永不再发。此方极效无比，有力者宜预制以救人，最效。

**治噎食转食奇方**　黄鳝鱼一条，用无灰黄酒量鱼大小酌酒多寡煮，酒干为度，连皮带骨用净砂锅焙存性，研为细末。病势重者每服三钱，轻者每服二钱五分为止；不可多用，黄酒调服。若在上半月其

效尤速,下半月其效较迟,三服见功,五服
痊愈,愈后宜薄淡饮食,陆续吃稀粥可已。
忌一切思虑,筹划,气恼,荤腥,椒酒,色
欲,房劳尤宜慎之。转食用靛花水送下。
噎食转食服药后恐大寒,常吃些姜汤
尤妙。

### 治九种心胃疼诸药不效者
此方神
效。附子、黄连各一钱,白芍五钱 水煎
服即愈。寒热乘于心胃之间,两相攻战,
所以作痛。此方黄连平心火,附子去胃
寒,而白芍入肝平木,不使其克胃,又去郁
生心血。譬如两人争斗,有和事人自然解
纷也。所以诸药不效,服此方神效耳。

### 治九种心疼胃气疼神验方
千年石
灰一两,生熟白矾各五钱,共为末,姜汁为
丸桐子大,或姜汤或烧酒送下七丸即愈。
有力仁人修合以济世,功德无量。

### 治九种心胃疼痛方
病发时用艾叶
十片,揉碎在铜勺内炒不住手用箸拨动,将盐
卤豆腐店内不曾加水者半小盏倾入,候焙干倒

出研末,用热烧酒一杯送下,俟腹内作响或降气或吐出清水即愈。此方须现制现服,隔夜即不效,见鸡犬孕妇即无效。服后须戒茶,鲜肉三日,愈后每逢初一、十六日,用淡盐汤吃一服,永不再发。吾母太夫人生余之时因得此症,历久不愈,遍觅医方未获其效,余因立愿如得应手奏功而不再发者,当即公之大众,广救疾苦。昨承乏云间得此方于定海许进,一服而愈,不复再发,真仙术也。不敢自秘,谨刊刻流传,以广效益。

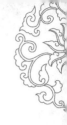

**治胸胃肚腹痛方** 香元散专治此症验。 香附一两,醋炒 蟾肚郁金一两,炒 元胡索一两,酒炒 广木香二钱

共为细末,好酒送下,滚水亦可。

**治胃疼方** 贵州南笼府经厅周梦龙传云:平淡屡效。

红枣七枚去核搞烂 橘皮三钱 生姜三钱煎服。

**治胸膈疼方屡验** 密云县牛栏山杨

医传。韭菜汁半盅,服下即愈、止疼。此方胸以上皆可用。

**治胃气痛方**　良姜酒浸晒三次,香附醋浸晒三次,俱为末。若因寒而起者,良姜二钱,香附一钱,因怒而起者,香附二钱,良姜一钱,加生姜汁一小匙,米汤调服。

**二肾散**　治脾家冷积,每食已辄胸满不下,百药不效者,兼治一切痰气,特验真橘皮一斤,柑橙勿用,去瓤,甘草四两,盐花四两,水五碗慢火煮二味,令干,焙为末,每服二三钱,白滚水冲服。

按方勺泊宅编云:伊舅莫强中令丰城时得此疾,偶家人合橘皮散因取尝之,似相宜,遂连日服之,一日忽觉有坠物下,大惊目瞪,自汗如雨,须臾腹痛,遗下数块如铁弹子,臭不可闻,从此胸次廓然,其疾顿愈。盖脾之冷积也。

**治十种水病肿满喘促不眠卧**　蝼蛄五枚,即北人呼为拉拉呼者,焙干为末,以饭汤调半钱服之,二日进一服,陆续随加,加至一

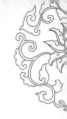

钱，以小便通，方效。

**治水臌方**百发百中可除患根　红芽大戟一两,杭州者佳　连珠甘遂一两　芫花一两,醋炒　淡泽泻一两五钱　苦葶苈五钱,另研

先将前四味研细末，后加葶苈末和匀，酒煮糊为丸如梧桐子大，每服二十丸，量人虚实加减，其药引汤液俱先夜煎好候用，俟次日五更空心服：第一日煎商陆汤送下，取黄水；第二日煎灯心汤送下，取黄水；第三日煎麦冬汤送下，取白水；第四日用田螺四枚煎酒送下，取腹水；第五日用大鲫鱼二尾煎酒下，取五脏六腑水皆尽；第六日煎木通汤下，第七日煎栀子汤送下，肿消臌散。

忌食盐、酱、房事，再服善后之药，七日毕方服盐酱。

**开盐酱服药方**　赤芍药　白术土炒　云白苓　泽泻

上药各等分研末，用鲜鲫鱼一尾，剖去肠，入盐、麝少许，将前四味装鱼腹内，火上焙干为末，每服二三钱，僵蚕汤送下。

**治水臌验方**　裕州痒生龚方遂云：水臌者乃寒茶冷水积聚所成，溢于皮肤是为水臌，非外感风寒内因脾胃虚寒也。惟攻去积聚使水从大便而出，则小便利而病去矣。补益之药只可微使于病愈之后，断不可遽施正病之时，此屡验之论也。予尝患此症，按书载各方治之勿瘥。遇一云游疡医教服雷音丸而痊：

**雷音丸方**　巴豆二两，去仁不用，只用豆皮，每豆二两可得皮三四钱，微炒黄色，万不可用豆仁一粒　缩砂仁一两，炒　川大黄三钱，半生半炒　干姜三钱，炒黑　广木香三钱　牙皂二个，去筋炒　甘遂一钱五分，炒黄色

上七味共研细末，绢罗过，醋打面糊为丸如绿豆大，锅底烟煤研细为衣，晒干，每早空心姜汤送下三四十九，每服可泄水一二次，日服日泻，日泻日消，大便渐实，小便渐长渐白，直服至水尽为度。但须量人老少、壮弱，泻之多寡加减丸数，不可拘

执。此药治病多则一料，少则半料必愈，亦兼治酒积，食积，俱获奇效。珍之秘之，此药虽泄而不伤元气，凡水臌服药后切忌盐、酱一百多日，若一犯盐酱再病不救矣。醋用腊醋。烟煤即百草霜，宜用烧杂草者佳。甘遂用甘草水浸三日，日换一次要看水无黑色为度，然后用面包，向火煨之，面俱黄色而止，但甘遂与甘草相反，在医者善用之，盖甘遂性烈去其暴也。

### 治水肿方　秘方名消河饼。

田螺四枚，去壳，大蒜头五个，去衣，车前草三钱，一方用车前子研末，上三味同捣为膏，作一饼覆脐中，水从便出即愈。贴药后仍以手帕缚之，少刻小便分利且多，换二三饼尤妙。

### 治气臌，水臌奇方　杨泽清传。药味最难遇巧备存。

头生男胎脐粪一具，头生鸡子一枚，将鸡子敲一孔，倾尽清黄，将粪填满壳内，用厚纸封好,候母鸡哺①卵日同哺二十、二十一日取出,将粪研极细末,预旋好沉香木桶一个,将粪装入,上盖以水银一两养之,再用黄腊封固桶口,常带身边借人气养之。遇用时倾出水银,以骨簪挑粪,按男左女右点大眼角内,如系气臌则下气多,水臌则小便多,俟腹平如常,仍用调补之药收功。

**治气胀气蛊方**　白萝卜汁浸砂仁炒干、连浸连炒数次后,将砂仁为末,每服一钱,米汤下,数服必愈。

**治中满臌胀方**　陈胡芦瓢三五年者一个,以糯米一斗作酒待熟,以瓢于炭火上炙熟,入酒浸之,如此三五次,将瓢烧存性研末,每服三钱酒下,神效。

**治便血验方**　极老苦荬菜阴干一大把,水煎一大碗,空心服即愈。

**治粪后下血方**　艾叶　生姜煎浓汁服三合。

---

① 孵:初刻本作"哺"。

**治肠红方**　臭椿树根皮东行者,三钱
槐角一钱　侧柏叶一钱　小竹叶一钱　地榆
炒黑,一钱

水煎温服,重者不过三服即愈,屡验
如神。

**治卒泻鲜血方**　小蓟根叶捣汁,温服
一升。

**治肠风脏毒方**　用柿饼烧灰,冲滚水
饮服二钱,神效。忌同蟹食。

**治脏毒下血方**　苦楝子炒黄为末,炼
蜜为丸如桐子大,以十丸添至二十丸,空
心米汤服。

**治脱肛奇方**　用蝉蜕为末,菜油调敷
肛门立效。

**治三日或间日疟**　二三年不愈者,一
服即愈。屡验神方。

当归　半夏各五钱　常山二钱五分　槟
榔二钱五分　红枣半斤,去核

用好煮酒一斤,河、井水共一斤,将前
药并枣用新沙锅煎烂,放屋上露一宿,来

日清晨将药枣温热服之,连枣作几次吃完即愈。忌鸡肉鸡蛋一月勿食。

**截疟神方** 仪征杨赓起军门家传秘方,屡验多人。

青蒿八两　青皮二两　真川贝母一两五钱　槟榔二两　厚朴二两　神曲二两　半夏二两　甘草五钱

上药共为末,姜汁为丸绿豆大,朱砂为衣。于未发前三个时辰每服三钱,姜汤送下,切不可即用饮食。此药不可经阴人之手。

**治疟疾膏药效方** 大兴杨泽清传。

生姜二两,捣烂如泥,牛皮胶二两,将胶熬化,投姜泥搅匀熬成膏听用。先以皂荚水洗净脊膂背腰油腻泥垢拭干,再以生姜一大块遍擦各处,再酌量脊背之宽长,剪细布一大块,将膏摊上贴之,再搓手心令热,遍摩脊背各处俱觉热为善,俟一二日后不发即瘥。盖此症多因内伤生冷、茶水、食物,外受寒气侵于太阳膀胱。寒水经太阴肺经与痰水凝结不解而成。此膏重用生姜,散其锢冷所以即瘥。然姜多筋丝,非捣如泥则渣滓浮高,药气不厚,功力浅鲜无益;用胶者籍其粘性不脱也。此方简易屡效。

### 治疝痛难忍及囊肿如斗肾子痛者

雄黄 甘草各一两 白矾二两,共研细末,每用一两,滚水五升冲和,洗患处良久,再暖洗至冷,候汗出,瘥。

### 疝灵散

治偏坠七疝,肾囊肿大,疼连小腹不能自忍,服之极验。

龙眼核,荔枝核二味先捣碎焙 小茴香各等分、焙,共为细末,每服一钱,空心,用升麻煮酒送下,重者二服。

### 治心腹小肠痛,小肠疝气,血气疼痛及产后一切疼痛诸药不效者

此药能行能止,妙不可述。

五灵脂 蒲黄各等分,研为末,或酒或醋调匀熬成膏,再入水一盏,煎至七分,热服或醋糊为丸,童便,酒服亦可。

### 治肾子大小偏坠方

用棉花子煮汤

入瓮，将肾囊坐入瓮口，俟汤冷止，一二次散其冷气即愈。

**治偏坠神方**　用水姜一大块、光粉一块等分，同捣极烂，涂肾囊上、仰卧，以油纸衬好，勿污被褥少顷大热，切勿动手，听其自落，涂两次即可断根，日久肾子大者亦渐缩小矣。

**治偏坠小肠气屡验方**　古晋榆社尉宛华亭传。多年煮肉菜砂锅底一个，打碎入锅，用芝麻油一斤许，煎至焦枯，看火起烟尽起锅，冷定研细，蜜丸，每服三钱，黄酒送下。

**治疝神效方**　荔枝核四十九枚，陈皮九钱，硫黄四钱，共为末，盐水打面糊为丸如绿豆大。遇痛时空心温酒服九丸，良久再服，不过四五服，其效如神。

**元霜膏**　治咯血吐血虚劳嗽神效。

乌梅汁　梨汁　柿霜　白砂糖　白蜜　萝卜汁各四两　生姜汁一两　赤苓末八两,乳汁浸晒干　款冬花　紫菀末各二两

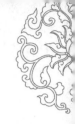

上药共入砂锅内,熬成膏,丸如弹子大,每一丸临卧含化咽下。

**治吐血方**　凡吐血切不可服药,只自己小便一味可以除根。朝晨起身将隔宿小便溺去,稍食米食点心,静坐一室不可说话,亦不可立起,惟闭目静心,用川藕二三片,微捣泡汤置壶内,随斟随饮,俟汤渐完即欲小便,用洁净大碗盛受,其色自如泉,味极淡,乘热吃下,以南枣二枚咀嚼自不恶心,吃后便可照常办事。忌葱、姜、椒、蒜辛辣之物,饮至半月即可除根矣,每逢节气照饮前几日更妙。

**治痨病虚病神方**　此方专治气血两虚,骨蒸劳热,身体赢瘦,四肢酸软,精神倦怠,腰痛脊疼,饮食不进;以及阴虚吐血,咳逆一切不足弱症服之屡效。症轻者二三料痊愈,症重者四五料除根即无病。常服可保身强神旺,此方极易极应,余得之异授,见者广传,功德无量。

枇杷叶五十六片,新鲜者更佳,如无即干者亦可。

凡咳盛者多加，倘不咳嗽者不必用多，洗净叶上毛　　大
梨二个，深脐者佳，去皮心切片用　　白蜜半盅，先熬滴水
成珠，大便干燥者多加，大便溏泻者不用　　大枣半斤，或
黑园徽枣皆可　　建莲肉四两，不必去皮

　　先将枇杷叶放铜锅内或砂锅，用河水
多煎几滚取汤，用绢沥清汁，其煎过叶弃
去不用，后将梨、枣、莲用蜜拌，放锅内铺
平，然后将所煎枇杷叶清汁淹满略高些盖
好，煮半炷线香翻转再煮半炷线香，用磁
罐收贮，随意温热吃最益脏腑。枣煮熟乘
热剥去皮。虚弱咳嗽者颇多，若不早治肺
若咳损极难医治，惟此方治咳嗽效应如
神。如虚弱并不咳嗽者，枇杷叶不用，只
用河水同煮，咳嗽多痰者加川贝母一两，
研极细末，俟煮熟时入内，再一二沸取起。
若吐血用藕节捣汁同煮。冬月多制，久收
不坏，惟夏月少制，供一二日食。

## 治虚劳奇方　一切骨蒸痨热服之
如神。

　　当归三钱　川芎二钱　芍药二钱，炒　大

熟地三钱

用柳树根酒炒，一两，水二盅煎七分，不
拘时温服。

**治痨怯妙法**　凡男女患一切痨怯但
有脉有神者无不效应。

上好箭头砂一两　透明雄黄五钱，上二
味研为细末，单层棉纸包固，选未曾行十
二三岁壮实童女，将药贴放童女脐内，汗
巾拴缚，一周时取下秤药，比前多重三钱，
余者更妙，即刻拴于病人脐上先备人乳十
余碗，候病者口干发燥饮之，渴止乳亦止，
然后解去脐上之药，其病自去，再用补药
调养，十人九活。

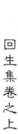

**治痢疾神验方**　陈茶叶　陈皮　生
姜各二钱　食盐一钱煎服，不拘赤白即愈。

**小香连丸**　此方治痢疾全活甚多。

蕲艾八两，捣如棉，以黄米煮成薄浆、拌透晒干为末

陈香茹　苦参各八两　青木香三两　甘草
一两　川黄连二两　槟榔四两　牵牛末四两
乌药六两

上药共为细末，水丸，外加川郁金二两，研极细末为衣或云：大者为姜黄，小者为郁金。非也。水磨去一分，看有绿色者为真。此方顺气，磨积，去暑，消痰，诚痢症之圣药也。白痢，砂糖汤下。余俱姜汤下，每服二三钱，量人大小投之，其效在大香连丸之上。

**治痢神效方**　无论新久痢症一贴即愈。

油当归一两，枳壳三钱，麸炒，黄芩五钱，水三盅煎八分服，渣再煎服。忌荤腥三日。重用当归取其滑润；枳壳专利大腹；黄芩清暑热肠。

**香参丸**　治痢极效百发百中之药也。

木香四两，苦参六两，酒炒，生甘草一斤，熬膏丸桐子大，每服三钱。

**治大人小儿噤口痢神方**　五谷虫水洗净瓦上焙黄色研为细末，用黑糖拌匀，新汲水送下即愈。

**又方**　石莲子肉一两，去心　木香三钱研末，每服二钱，米汤调下。

**治休息久痢方** 豆腐醋煎　久食之即愈。

**治休息痢方** 屡验多人，轻则一服，重则二三服即愈。神效之极，不论男女俱用。

藕节七个　荷叶蒂七个　侧柏叶七钱,炒
冬青叶七钱,炒　臭椿树皮七钱　地榆七钱

照方用井水、河水各一半，放大砂锅内煎好，露一宿，尽力温服。待煎好冲净白糖七钱，各样分量要准，不可忽意。

**久痢方** 东平展子明传。

柿饼一枚，入白矾一块，煅存性，研末，黄酒调服，不过三服即愈，屡验。

**又方** 用陈石榴皮焙干，研末，每服二钱，米汤下，百方不效服此便止，不可轻视。

## 治五更时溏泻一二次经年不愈方

五味子二两　吴茱萸五钱,汤泡,同炒为末，每早二钱，用陈米汤送下。

**立止水泻方** 车前子一钱　泽泻一钱

厚朴一钱二分,姜汁炒,共为细末,热水调,服即愈。

**玉露霜**　治老人脾泄最宜。

白术二两,炒　陈皮一两五钱　莲肉四两,去心　薏仁四两,炒　糯米一升,炒　糖霜量加　陈米一升,锅炒焦　绿豆一升,炒

共为细末,每服二三钱,滚水调匀服之。

**芡实散**　久服延年益寿,身轻不老。

芡实粉,金银花,干藕各一斤,蒸熟晒干,共为末,汤水调服。

**烧枣丸**　通州马荆襄传。治泻泄不止,虽至面黑,气息奄奄者亦立效回生。

沉香　木香　公丁香　胡椒　官桂　干姜　砂仁　赤小豆各等分

共研为末,煮红枣肉为丸,仍以枣肉包之,再以面裹煨熟,米汤送下。

**治转筋霍乱法**　令病人面墙直立,一人以手蘸温水在腿弯内反手拍打数十,有青红脉突起即将针刺其上,出黑血立止。

**治霍乱方** 扫帚略用者可,久则无穗矣。用高粱扫帚上穗子连枝梢一把,煎汤温服立愈。

**又方** 藿香叶,广陈皮各五钱,水二盅煎一盅,温服立愈。

**路中暑方** 大蒜捣烂,路上土为末,新汲水一盏调服或灌立止。

**治中暑口渴饮水身热头晕发昏者**

石膏五钱,煅　　知母二钱五分　　生甘草五分
粳米一撮

水煎服,病重者加倍用。

**治中暑闷方** 扁豆叶捣汁饮之立愈。

**治绞肠痧方** 此症夏天甚多,肚腹急痛,唇指青黑者。

用透明生白矾研末,每服二钱,用冷水热水各半杯调服即愈。

仁人须预带明矾,或在舟车长途,或黑夜之际,应手奏功,再于爪甲肉际,臂腿弯等处刺出黑血为要。切忌姜汤,茶叶汤,大荤,米面,直待甚饿,吐泻三个时辰

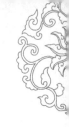

方可食粥。此症须认明,若阴症误视不效。

**简便痧方** 患痧大抵腹痛,亦有并不痛者,但昏沉胀闷莫可形状,医未能识者。急取田中生芋芳洗净嚼之,如非痧则生涩难食;若是痧则甘美异常,再食一枚脱然起矣,屡验。腹痛者同治。

**治阴症神方** 白明矾一分,胡椒二分,芒硝一分,共为细末,盐醋调和摊男左女右手心紧合阴处,盖暖出汗即愈,其效如神。

**急救阴症腹疼方** 瀛海淳朴堂王祐之刊施。

礜三钱研细,滚烧酒送下即愈。预将生黄豆令病人嚼之,不知豆味者是。

**心疼小腹疼痛,面指发青,乃阴症也**
左蠱龙即白鸽屎一大抄,研极细末,热酒一盅搅匀澄清,顿服。

**寒火相结小腹疼痛方** 俗名阴寒,此方屡验。

枯白矾枣子大一块,带须葱白三段,

胡椒按病人岁数，一岁一粒，用男孩儿吃之乳合之一处共捣为丸，安放肚脐上，一炷香时痛即止。忌用生冷要紧。

**治小腹痛诸药不效方**　用妇人油发烧灰，酒调三钱服。

**中风不省人事**　用柏叶一握，葱白一握，连根捣如泥，无灰酒一大盅，煎一二十沸，去渣温服。

**治怔忡痰厥方**　腊八日大雄猪胆一枚，将明矾研细入胆内，盛满为度。阴干去皮，仍研细，每钱加飞过朱砂三分和匀，用无根水服三铜钱边即愈，所谓三铜钱边者，即一刀圭之意，极言其少也。

**怔忡病**　柏实煮饮，日久自愈。

**痰火症**　真麻油三两，以牛黄五钱，明矾一两研末浸油内，痰火发时服一二匙，痰自下。

**七粒金丹**　治哮吼之症神效。将瓦放火上烧红，放鹁鸽粪于红瓦上，自然成灰，研细，好酒送下二三钱即愈。

**治哮病方**　哮有虚实之分。热哮、盐哮、酒哮，皆虚症也；寒哮，实症也。寒哮遇冷风而发，热哮伤热伤暑而发，治各不同。

**虚哮方**　麦冬三钱，桔梗三钱，甘草二钱，水煎服，一帖即愈，不必加去痰之药，加则不效矣。不能断根，另有药。

**实哮方**　百部二钱　炙草二钱　桔梗三钱　半夏一钱　陈皮一钱　茯苓一钱五分

水煎服，二帖即愈。

**断根方**　用海螵蛸火煅为末，大人五钱、小儿二钱，黑砂糖拌匀调服，一帖即除根。若不服上煎药，止可得半也。上煎药如热哮加元参三钱，冷哮加干姜一钱，盐哮加饴糖三钱，酒哮加柞木三钱。

**定喘止嗽降痰噙化方**　孩儿茶　白檀香　白豆蔻　桔梗　麦冬去心　蛤粉　川贝母各一两，去心　南薄荷　天门冬各五钱　木香三钱　麝香二分　真冰片五分

上药共为末，甘草四两熬膏为丸，如

桐子大，每噙化一丸。去痰、降气、止嗽如神。不可备述。

**治盐冷哮方**　盐哮每朝清晨服豆腐浆愈。

**治冷哮方**　茯苓　干姜各一两　南星七钱　石膏七钱　生半夏　杏仁各五钱　上药共研末，每服三钱，乌梅汤、灯心汤服。

**治腹中硬块方**　臭椿皮在上中者佳，要一大束去粗皮止用白皮二斤，切碎入锅内，水熬滤去渣，用文武火熬成膏，薄摊标布上，先以生姜搓去垢腻，后以火烘热膏药，贴痞块上，其初微痛，半日后即不痛，俟其自落，一张即好，永不再发，贴膏时微撒麝香少许于膏上，然后贴之，贴上膏药周围破坏出水即验。此方已验多人，即胀满腹硬过脐者，帖一二张即愈，真神方也，珍之重之，孕妇忌用。

**治痞块神效膏**　真川白芥子二斤　穿山甲八两，用真桐油二斤入铜锅内，先熬半晌，次入穿山甲熬数沸，再次入白芥子，俟

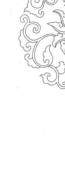

爆止滤去渣，入飞净炒黑黄丹八两收之，离火，再入麝香末四钱，去火气七日用，摊时隔汤化开，不可用火，又加阿魏四两更妙。此膏效难言述，倘若有力者多熬以救人，甚妙。

**治痞秘方**　不论远年近日，服之内化无形。不可轻视。

大黄　皮硝各一两　水红花子研为末
急性子各五钱,亦研为末

用白鸭一只，拶去毛并脏杂，不可经水，药共研匀装入鸭腹，用线缝好，盛砂锅内，加无灰酒两大碗，上用一砂锅盖住，要封口严密，文武火炙干，将鸭翻掉炙黄色，破开鸭肚去药，用新青布将鸭腹内揩得干净，患者将鸭分作二三次吃，吃完即愈。

**消痞神丸**　香附米二两,童便浸炒　砂仁七钱,炒　枳实一两,炒　半夏一两二钱,姜炒　厚朴一两二钱,姜炒　陈皮一两　山楂肉二两　当归身四两　沉香八钱　木香五钱　乌药一两　白术一两,土炒　神曲一两一钱,炒　苍术一两

二钱,炒　麦芽一两二钱

共炒研为末,老米合为丸,桐子大,食远下二钱五分,白滚汤下。

**消滞丸**　东平展子明传。消一切酒食痰胀肿痛,积聚痞癥瘕。此方消而不响,响而不动,药味寻常,功效甚速。

黑丑头末二两微焙　南香附一两,醋浸透炒

五灵脂一两,微焙　槟榔一两

共研细末,醋和为丸如桐子大,每服一钱,渐加至二钱,姜汤下。

**山岚瘴气**　犀角　羚羊角　雄黄各一钱　麝香三分

共为末,水调服。凡饮食之内,俱宜用蒜,此辟瘴之要味也。

**治中瘴疠毒法**　水煮犬肉空心恣食,饮酒数杯即去溲溺,少候清利,其瘴渐退。盖犬肉能治瘴也。昔洞庭贺泽民按察云南时分巡腾冲等处,因染瘴疠腰股发热,有监生杀犬煮而馈之食愈。客坐新闻。

**小白虎汤**　紫苏一钱　茶叶二钱　核

桃七个,打碎取仁　　白糖三钱

　　紫苏若无,姜者加姜一钱,风有风寒
食,皆可用。

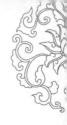

# 回生集卷之下

古北乐天叟陈杰集

## 外 症 门

**治一切肿毒屡验方** 杏仁不拘甜苦皆用，剖开两瓣择边棱齐全者数枚，涂以溏鸡粪，加麝香些须，罨在疮上即吸住不脱，移时毒聚，则杏仁逆起，随以第二枚罨之，如仍前吸住逆起，乃毒未尽也，即以第三枚罨之，其毒起必轻，一触即脱，无不愈者。

**巴膏** 系四川藩司巴公治母痊传此方。治一切恶毒大疮无名肿毒及一切痞块神效。

木鳖子二十一个　象皮一两　大穿山甲四十九片，油煎化为度　巴豆仁三十五粒　山栀子八十一个，红者去壳熬化去渣　真芝麻油四斤　桃柳杨槐桑五种嫩枝各九条，搋碎

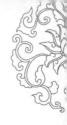

将香油炸枯树枝,用铁丝小钢杓捞出树枝,再入木鳖子、象皮、穿山甲、巴豆仁、红栀子,炸化用绢袋滤去渣滓,将前油复入锅内熬沸,撤火稍定,入炒过黄丹搅匀,将锅取起再入血竭、儿茶、制乳香、制没药各三钱,硼砂五钱,细细搅匀,用凉水一盆,将膏倾入水内,用手扯药千余遍,再换水数次,拔去火气,收贮磁罐内,临用重汤炖开摊贴,忌用火烘。

**治一切无名肿毒方** 泽兰叶一两 广胶五钱,另器酒化冲入 白芨三钱 淮牛膝三钱 白芷三钱

人身以脐为中,如患脐以上及头面者去牛膝,入白芷;脐以下及足膝者去白芷入牛膝;上下俱患者二味并用。水煎临卧时服,接饮热陈酒,必得酩酊,盖被出汗为度。已溃未溃服一二剂即愈。

**一切肿毒** 山药捣成泥,涂之立消。

**恶疮不敛** 瓦松阴干为末,先以槐枝葱白汤洗净后糁之立效。

**诸疮十年不瘥者**　鲫鱼煅灰,和酱涂之。

**治毒膏**　贴一切肿毒神效。蓖麻子<sub>四两,去油皮</sub>　血竭<sub>三两</sub>　蟾酥<sub>一两,乳化</sub>　乳香<sub>一两,出汗</sub>　松香<sub>一两五钱,揉白</sub>,加顶好麝香三钱为膏。贴一切肿毒神效。

**拔毒异法**　以极细铁屑将好醋调之,煎二三沸,捞醋中铁屑铺于患处,将上好磁石即吸铁石一大块频频吸之。阴症用之其毒自出也。

**一笔销**　闹羊花五十斤,拣极净、煎膏,将川乌、草乌各一两收之。凡遇疖毒用笔蘸药涂之。

**治脑疽发背一切恶疮初起方**　采独茎苍耳草一根<sub>连叶带子用</sub>,细切不见铁器,用砂锅入水二大碗熬至一碗。如疮在上部,饭后徐徐服讫,俟吐出、吐定再服,以药尽为度;如疮在下部,空心服。疮自破出脓,以膏药帖之。京兆张公伯王榜示此方传人,后昆弟皆登科甲。

**治发背对口及一切痈疽溃烂**　有回生功效。

官粉一两　轻粉　银朱　雄黄　乳香制净　没药各二分五厘制净，共研细末听用。先将好茶叶煎浓汤洗患处，后将豮猪腰子切开糁药五分于腰子上，盖患处待药如蒸良久取去，一日一次，拔毒减痛，溃出脓秽，不可手挤，轻者二次愈，重者七八次可愈。此方济人甚多。

**吕祖治发背灵宝膏**　桐庐一人因母患发背百治不痊，祈祷备至，一夜梦祖师曰：君至孝格天，命予救扳，若迟一日即不可复疗，遂授此方得痊，留以传世。

栝蒌五枚，取子去壳，乳香五块如枣大者。二味共研细末，以白蜜一斤同熬成膏，每服三钱，温黄酒化服。

**治发背如神，真秘方**　狗牙要大者，炒黑研细末听用。先将生葱熬汤洗疮，再将前末用好醋调敷患处即愈。

**治发背方**　鲜苦参根去泥洗净、捣

烂，同鸡蛋清搅如糊，未溃者满涂之，已溃者四围敷之，中心留顶，若经时药干，以井水扫润之。有起死回生之功，真神方也，勿以平常忽之。

**发背膏药方**　此方得之甚难，礼下于人，设法购求，方得到手，合药施送，无不立效。

滴乳香<small>箬包烧红砖压去油，四两</small>　净没药<small>箬包烧红砖压去油，四两</small>　鲜红血竭<small>四两</small>　白色儿茶<small>四两</small>　上好银朱<small>四两</small>　杭州定粉<small>四两</small>　上好黄丹<small>四两</small>　上好铜绿<small>二两</small>

以上各另碾无声，筛细末共一处。临时照患疮之大小，用夹连四油纸一块用针多刺小孔，每张秤药末五钱，用真好芝麻油调摊在油纸上，再用油纸一块盖上，周围用线将二纸合缝一处，贴疮上用软绢扎紧，自然止痛，化腐生新，过三日将膏揭开，浓煎葱汤将疮上洗净，软绢拭干，将膏翻过，用针照前多刺小孔贴之。因药品甚贵，取其又得一面之药力也。无火之人内

服十全大补汤；有火之人减去肉桂、姜枣煎服，兼以饮食滋补，无不取效。至重者用膏二张，百无一失，宝之。

**发背无名肿毒等疮** <sub>紫花地丁</sub>三伏时<sup>采收</sup>晒干为末，飞罗面为糊，将末和成饼收贮，临用盐醋浸一宿，贴之甚效。

**治对口仙方** 此名天疽，十有九死，可不慎乎！

鲫鱼一尾、去鳞肠捣烂，入头垢五、六钱，再极匀，加蜂蜜半杯搅匀，从外图<sup>①</sup>入，里面留一孔出毒气，二次全消，即时止痛。如已形成有头将出脓，或他医已治不效而出脓者，内服三香定痛饮，则能起死回生矣。三香定痛饮<sub>原方无分两临延医酌定。</sub>

木香　黄芪　紫苏　人参　厚朴甘草　桔梗　官桂　乌药　当归　芍药　白芷　川芎　防风　乳香　没药

上水二盅、姜三片、红枣二枚煎，分食后服。

----

① 图：涂抹之义。

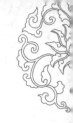

**对口疮**　姜汁磨京墨,四边围住,以白梅猪胆涂疮口即愈。

**治对口初起方**　不论偏正,用蛇蜕一条煅灰,以好酒调服即消。

**治对口疮方**　黄蜡一两　头发　官粉各三钱　麝香少许　香油三两

上先将香油熬滚,入头发,次入黄蜡化开,再入官粉,略熬一滚退火,入麝,将古干纸裁成方入油内,即取出冷定,或每用五张或七张贴患处即出脓矣,再贴十余张即愈。

**一切痈疽疮疔无名肿毒,不论阴阳已溃未溃**

**外科总方**　桑条如手大指粗细二根,炭火烧着一头,吹灭,用心熏疮,如未成者便消散,或已成者便破。有疔去疔,有毒去毒,熏疼者不疼即安,熏不疼者若疼即愈,屡验神效。

**乌龙膏**　一切痈疽发背,无名肿毒初发,焮热未破者神效。

陈粉子隔年小麦粉砂锅焙炒，初炒如饧，久炒则干成黄黑色，冷定，又放于地上出火毒，研为末，陈米醋愈陈愈好，调糊，熬如黑漆，瓷罐收贮，临用摊纸上剪贴之，即如冰冷疼痛随止，少刻觉痒，干亦不可动，或缠裹之久则自消，力尽脱落。药易功大，济生者珍之。

**治痈大如盘臭不可近方** 桐树叶醋蒸贴之，退热止痛，渐渐收口，秘方也。

**肠痈** 小腹坚硬如掌而热，按之则痛，肉色如故，或焮赤微肿，小便频数，汗出憎寒，脉紧实而有力，服此神效。

大黄炒 朴硝各一钱 丹皮 白芥子
桃仁各二钱，去皮尖

水二碗煎八分，食前或空心温服。

**肠痈不可药治** 用皂角刺酒煎服，即从小便出脓，立效。

**治大小肠痈** 凡小肠痈则左足缩，大肠痈则右足缩是也。用地榆一斤，水十碗煎三碗，再用生甘草二两、金银花一两再煎一碗,空心服,一服即消;久亦不须两服也。但忌房事,余不必忌。

**鼠瘘核痛**　未成脓者以柏叶捣涂,熬盐熨之,气下即消。

**颈上疬疮**　旧琉璃灯烧灰,菜油调搽,神效。

**内消瘰疬秘传经验方**　未溃者内消,已溃者亦愈,外贴太乙膏收口而愈。

夏枯草八两　元参五两　青盐五两,火煅过　海藻一两　天花粉　生地酒洗　川大黄酒蒸　贝母　海粉　白蔹　薄荷叶　连翘　桔梗　当归酒洗　枳壳麦面炒　焰硝　甘草各一两

上为细末,酒糊跌为丸绿豆大,食后临卧低枕,用白汤吞百余丸,就卧一时妙。

**项瘿**　猪喉下肉子七枚,瓦焙研末,每夜酒服一钱,忌酸咸油腻塞气之物。

**肺痈**　肺痈者先因感受风寒,未经发越停留肺中;亦有七情饥饱劳役损伤脾肺而生者;又有劳力内伤,迎风响叫外寒侵

入而生者。其初则毛耸,恶风咳嗽声重,胸膈隐痛,项强不能转侧者,是其真候也。久则鼻流清涕,咳吐脓痰,黄色腥秽。重则胸胁胀满,呼吸不利,饮食减少,脉洪自汗,渐至久咳劳伤,咳吐痰血,寒热往来,形体消削,咯吐淤脓,声哑咽痛,其候转为肺痿,如此者百死一生之病也。用大括蒌一个,开一孔,内子有多少粒数,配杏仁去皮尖如数入栝蒌内,将孔封好,外用黄泥包裹,煅红无烟,候冷去土,将括蒌又配川贝母如前数,共研为细末,用蜜调二钱卧时服,灯心汤过口。

**肺痿**　嗽唾寒热气急、颊赤。童尿五合,大粉甘草寸许,四破浸之、露一夜,平旦顿服,一日一次。

**肺痈咳嗽**　咳吐脓血,胸中隐痛。用薏苡仁略炒为末,糯米饮调服,或煮粥或水煎服,当下脓血自安。

**肺痈危急**　橘叶绞汁一盏服之,吐出脓血即愈。

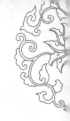

**治肺痈奇验方**　凡人肺痈初起时，咳而两胸即疼者是也，即宜速服此方。

元参半斤　天冬四两　桔梗二两　炙甘草一两

水十碗煎至二碗，再用蒲公英五钱、金银花五钱，再煎一碗，饱食后服之。初起者即消，日久者即生肉，奇方也。

**肺风疮**　金头蜈蚣一条去头足瓦上焙干、雄黄一钱、硫黄一钱。共研细末。夏月用白茄子捣汁调搽，冬月用柏油杵膏涂之，卧涂于面，次早洗去，半月痊愈。

**肺风疮**　验过。黑芝麻去皮、莲肉不去心，水浸软，每早食之。

**悬痈**　由于三阴亏损湿热结聚而成。此穴在于谷道之前，阴器之后，又为海底穴也。初生状如莲子，少痒多痛，日久渐如桃李，赤肿焮痛，溃后轻则成漏，重则沥尽气血，变为劳瘵不起者多矣。用大粉草四两长流水浸透，炭火上炙干，再浸再炙，如此三度、切片

甘草三两，当归身三两，水三碗，慢火煎至

稠膏,去渣再煎,稠厚为度。每用三钱,无灰热酒一大杯化膏,空心服之,未成者即消,已成者即溃,既溃者即敛。此悬痈良药也。

**囊痈** 凡小腹作痛牵引肾子,多寒少热,好饮热汤,乃疝气也。如阴囊红肿发热,小便赤涩,内热口干,坠重作痛,乃囊痈之候,不宜用疝家热药。

清肝渗湿汤主方:川芎　龙胆草　天花粉　当归　生地　柴胡　山栀　黄芩各一钱　泽泻　木通　甘草各五分

加灯心水煎,食前服。

**溃后糁药** 蚌壳　黄连　青黛各等分　研极细,敷之。

**囊痈** 抱出鸡卵壳、黄连、轻粉等分为末,以炼过麻油敷。

**胎元七味丸方** 泰安太守萨公讳槎传。专治痔漏,不拘远年近日,脓血通肠者服之。化管除根。此方异人传授,救人灾难,止人疼痛,活人多矣。只宜传方施

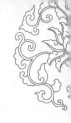

药，不可传授匪人心存取利。

胎元三个，即男子脐带，新瓦上焙干存性　陈棕七钱，数十年者佳，烧灰存性　京牛黄三分　槐角子五钱，肥大者瓦上焙干存性　刺猬皮三钱，酥炙象皮四钱，酥炙　地榆三钱，晒干

上七味共研细末，酥油为丸如蚕子大，若不成丸加糯米糊少许即成。每服七丸，空心、白滚水送下。三日化管止痛，七日平满血清脓止，十日除根，第一奇方。

**洗痔回春方**　河边柳根须一把、白芥子、花椒各二钱，煎汤熏洗，其虫头黑身白俱从疮出、立愈芥子、花椒不拘多少。

**外敷药方**　大黑枣三枚，剖两片、去核入铜绿衔住，外以净红土和泥包好，煅红取起，去土研细，真麻油调涂。

**痔漏神效丸方**　江南锡山谢汉文桢氏传。

当归酒洗　川连酒洗　象牙末各五钱净槐花　小川芎酒洗　滴乳香箬叶去油，各二钱　露蜂房一个，槐树上者佳，椒树上次之，微火炒共研细末,黄蜡二两熔化入前药末为丸,桐子大。每服五六十丸,空心煎漏芦汤送下,至五日漏孔内退出肉管,待二三指长用剪剪去,再退出再剪之,内管尽出,自然从内生肌长肉愈矣,神验之极。

**治疔疮方** 菊花四两,甘草四钱,水二大碗煎一碗服。如疔疮有红丝者,以灯草一根蘸油,迎丝头连烧十余下,并烧疮头,皆烧至不疼又烧至复疼即止。

**护心散** 见疔苗速用。凡患疡症见食恶心,乃毒攻心也,急服此散。

绿豆粉一两,乳香三钱,去油,每服五钱,甘草水送下。如心慌,加朱砂三分,酒调亦可。

**治唇上生疔毒** 大腿弯中紫筋上银针刺出血即愈。

**治破伤风方** 鸽粪尖者一二钱,炒 白麦面一两,炒 麻不拘分两烧存性

以上三味为末。如遇破伤风肿得头如斗大或垂死者,用好黄酒调药灌之即

生,屡验。

**治破伤风神**　用手足十指甲香油炒黄,为末,黄酒冲服,汗出即愈,真奇方也。

**破伤风病**　槐子一合,炒黄,好酒一碗煎八分,热服,汗出为愈。

**八宝丹**　专治一切鱼口、便毒、顽疮二三年不愈者,服此如手取之效。

川大黄一两　香白芷　独活　天南星　制半夏　天花粉各三钱　大贝母　穿山甲各五钱

共研细末,每药一两加粉霜三钱,糯米浓汁为丸如凤仙花子大,朱砂为衣。每服三分,空心白滚汤送下,一日一服,即用柳根白皮熬水,漱口十余次,不过十余服即痊,其毒从大便而出,不吐不泻,极为平和。

**治鱼口方**　东平展子明传。

牛牙煅灰研细末,每服一两,黄酒调送下,一二服即愈。

**治坐板疮神验方**　松香、宫粉等分,入葱管内，瓦上炙干为末，真麻油调涂，一二次即愈，神效无比。

**坐板疮方**　蜂壳烧灰存性、研末，和真冰片少许，糁上一二次即愈。

**治干疥肿痒方**　俗名一扫光。

水银　轻粉　潮脑各一钱　大枫子肉十个　杏仁一粒，去皮尖　蛇床子一钱

共研细末，以柏油、烛油调匀。先以肥皂水洗澡，涂患处即愈。

**鬓边疽有数年不愈者**　用猪猫头上毛各一撮烧灰　用鼠粪一粒，为末，清油调涂立愈。

**胁疽**　赤小豆末敷，仍煮豆食、饮汁

**骨疽**　不合骨从孔出。掘地作坑，口小里大，深三尺，以干鸡粪二升同艾及荆叶捣碎入坑内烧烟，将疽就熏，用衣拥之勿泄，半日当有虫出。

**蛇缠丹毒**　糯米粉和盐嚼涂之。

**治赤白蛇缠疮**　用兜粪杓上竹箍烧灰、研细，用香油或麻油调搽患处即愈。

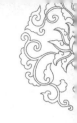

天蛇头疔　荔枝肉同麻油调敷。

秃疮　羊粪晒干、研细、筛过,用老鼠煎油调搽,三次即愈,且能生发。

秃疮屡验方　荞麦面一两,炒黄研细,硫黄五钱,研细,共和匀,或羊油或羊髓油亦可,调匀搽之。

治牛皮癣效方　牛膝三钱　寒水石三钱　白矾二钱,飞过　花椒一钱五分

共为末,以犍猪油同鸡蛋清调搽即愈。

治一切顽癣　鸡子四枚,和香油、葱、椒炒作饼子,乘热贴患处效。

牛皮癣疮　烟膏,即硝牛皮刮下者药铺上买,菜油调搽即愈。

治脓窠疮神效方　用最旧龌龊鞋一双,最旧年久丝棉絮筋,二种俱烧成灰,候冷再用大枫子肉为末,合一处,以香油调匀敷之,两日痊愈,如有未干爆者,以灰糁之,其效如神。

甘露丸　杨泽清传。治眼漏、鼻漏、

耳漏、牙漏，肘漏、腕漏、乳漏、胸漏、脐漏、大肠漏、小肠漏、臀漏、膝漏、踝漏，或周身或一处不等；及诸疮年久不愈者，悉能治之。

象牙末八钱　飞白矾五钱　大蚂蜂窝二个，带子者　刺猬皮一张，以上二味用新砂锅焙黄色　瓜儿血竭五钱　朱砂六钱　明雄黄七钱　滴乳香三钱，去油净　没药三钱，去油净　儿茶四钱，去油净

共研细末，熔黄蜡为丸如桐子大。每服二十四丸，槐花煎汤冲黄酒空心送下。药内加白颈蚯蚓、槐花更妙。服药后忌醋、荤腥、气恼。

**漏疮**　人牙灰、油发灰、雄鸡内金灰各等分，为末，麝香、轻粉少许，油调敷。

**大麻风癞**　白色松香砂罐水煮，干则添水煮化，投水不涩为妙，研末，忌铁器蜜丸桐子大，每服七十丸，加至百丸。

猪脬七个，即尿泡也，每个入莲肉七粒，煮极烂酒食之。

松节、槐条、桃条、梅条、侧柏叶各数斤，大锅水煎出脂缸内，先熏后洗一二时，勿揩拭，穿新青布衣，虫当出布衣上，永不发矣。忌大荤、盐两月。如手足拘挛加川乌、草乌煎洗。

**风癞**　黄柏末、皂荚刺灰各三钱，研匀，空心酒服，取下虫物，并不损人。食白粥两三日，服补气药数剂，名神效散。如肢肿用针刺出水再服。忌一切鱼肉发风之物。

**癞风眉落**　生半夏末、羊屎烧焦等分，生姜自然汁调，日涂。

**治骑马痈方**　金银花八两，煎水二碗，入大黄、当归各一两，牛膝三钱，车前子、生甘草、地榆各五钱，煎半碗，空腹服后即卧，睡醒病失矣。过一日微泻而愈，神效奇方也。须忌房事一月为要。

**上痄方**　上痄者，喉痄、牙痄、口疮等症也。百用百验如神。

轻粉三分　朱砂七厘半　雄黄七厘半

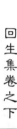

冰片二分　定粉二分半

共研细，吹入口内，无有不效者。临吹先用薄荷汤或茶漱过口。

**烂膀疮方**　生石膏研末极细，和东丹，桐油调搽三四次必愈。

**雷头风**　头面疙瘩肿痛，憎寒发热，状若伤寒。用荷叶一片　升麻　苍术各五钱，水煎温服。

**治搭手**　全蝎去毒，三五枚核桃肉研末，好酒冲服，一二次即消。

**臁疮久害**　用葱白、犍猪油去膜，潮脑五、六钱，共捣极烂。先用防风、金银花、甘草煎汤淋洗患处，按干后将前药厚厚敷上，用薄油纸裹好，外用旧棉花扎紧，一日两换，不可见风。忌食发物。数日生肌长肉痊愈。药用瓷盒紧盛，莫漏香气。此方又可治杖疮并跌打皮肉损伤。

**多年臁疮方**　密云县牛栏山杨医传。

兽医铲下驴蹄片不拘多少，砂锅炒黑存性、研末，芝麻油调搽患处。如疮湿者，不必加油，干敷之即愈。此疮百方不效者，用此药神效，经验。

**治臁疮不拘远近神效方**　用旧烂牛皮鞋掌子、取下砍碎，阴阳瓦煅存性为末，麻油调敷即愈神验之极。

**王府秘传治杨梅疮方**　用癞虾蟆一个大者为佳，红眼者有毒不可用。取时不可拿重，恐走蟾酥，宜用圆口小瓶一个置于地上，缓缓赶其自进。量能饮酒半斤者下酒一斤，须折半斤可服。其瓶口用木针针固，仍以纸条封紧，不可出气，慢火煨煎。先将瓦瓶与酒共虾蟆秤过斤两若干，煎折半可住火，除去虾蟆止取清酒温服，服后即将棉被覆暖取汗，干方可起动，更勿坐立当风处，恐入风气。若上部疮多略吃些粥服，若下部疮多空心服，如一服未痊愈，停三四日再服一个，决全妥矣。且终身不发，屡用屡效，不可轻忽。

**治黄水疮羊须疮屡验方**　官粉、松香共研末，灯盏油调涂之。

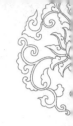

**治漆疮方**　石灰水调敷上，一日除根。

**流火神方**　夏枯草一斤，水二十碗煎十碗，放甏内熏痛处立止。

**治小儿头疽**　用有妻室的卧房门内地下脚踏处取土、煅过，用麻油调敷疽周围，留顶上如棋子大孔，其脓血出即愈。

**治小儿头上热疖方**　用鲇鱼尾贴上即不疼而愈，奇效屡验。

**治湿痰流注神验方**　用姜黄母子是大姜黄身上小钉子是也为末，小红枣去核，药末入内填平，用丝棉扎紧，塞入鼻孔内，随量饮醉，盖暖出汗，已溃者自然愈，未溃者内消，神效之极。鼻孔照男左女右塞之，不可经妇女之手。

**足疮**　甲疽盐汤洗，煅绿矾研末厚敷。

**甲疽脓血，弩肉裹趾**　牡蛎拣厚处生研为末，每服二钱，红花酒煎服，仍用敷。

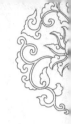

**痄腮肿痛**　赤小豆,浸软杵末,水调涂之即消。涂背疮神效。

**治头疼耳边发肿**　太阳、痄腮俱疼不可忍。

大黄一两　青木香　姜黄　槟榔各三钱

以上为细末,用醋蜜和调涂患处,中留一孔,气干则易,涂二三次即愈。

**耳面肥疮**　马齿苋为末,和黄柏末敷之。

# 伤 损 门

**跌打损伤方**　四川提督军门吴英言:昔得秘方治跌打损伤极效,虽重伤濒死但有一丝之气未绝者立苏。前在福建为副将时,军中有二弁相斗,皆致重伤,其一则死矣,驰往视之,其一唯心头气尚微暖,亟命以药灌入,觉胸间喀喀有声,不移时张目索食,翌日遂能起行。自后屡用屡著,神效。其方或于重阳日,或于十一月采野菊花,连枝叶阴干,每用菊花一两,加童便、无灰酒各一碗同煎，热服。

**跌打损伤气绝不能言**　急以韭汁和童便饮一盏。

**治跌打损伤昏迷不省人事**　此药灌下立愈，神效。苏木、白麻皮、细木耳，以上各二钱，俱用瓦上焙焦色，木耳更要焦为妙，共为末，黄酒同黑糖调服，服后将酒饮醉，避风睡一宿即愈。

**跌打及墙壁压伤神验方**　川麻一分木香二分　红花三分　甘草四分

研末，黄酒送下。均生用。

**跌扑至重，面青气短欲死者**　官粉一钱，和水服之即安。

**凡刀伤损伤及烂八寸深者**　千年石灰　轻粉　血竭　白蜡

研末糁之，外以随便膏药盖上立愈。

**金疮或磕损折伤血出不止疼痛难忍者**　葱白、砂糖等分，研为泥，封之，其疼立止，又无疤痕之妙。

**金刃伤**　大兴李振祖西平传。

龙眼核剥净外面光皮，只用其仁，捣研极细末，填敷伤口即止。西平氏云：此药在西泰及巴里坤军营救愈多人。龙眼核治金刃伤之功效，验查《本草纲目》及别集本草，俱未记载。可知世间有用之材自古迄今湮没者，不可胜计矣。惜哉！惜哉！

**刀伤急治方**　用柿饼捣烂涂之。血立止，伤口自合。

**打伤方**　白蜡一两　藤黄三钱，入麻油溶化，涂伤处立愈。此方止痛、止血及汤火伤皆妙。

**卒堕压倒打死心尚温者**　将本人如僧打坐，令一人持其头发稍放低，用半夏末吹入鼻中，醒后以生姜汁、真麻油灌之，再以干荷叶烧灰，热小便调下三钱，日进三服自愈。

昔推官宋琢定验两处杀伤，气偶未绝，急令保甲各取葱白放锅内炒热，遍敷伤处，继而呻吟，再换葱白敷之，伤者无痛

矣。曾以语乐平县令鲍芹，及再会，鲍曰：葱白甚妙。乐平人好斗多伤，每有杀伤。公事未暇诘问，先将葱白敷伤处，活人甚多

**箭镞铅弹伤** 干苋菜捣和砂糖涂之，箭镞铅弹皆可出。

**箭镞入骨而不能出者** 鹅管石研细末，撒在周围，箭头自出。

**箭镞及针物不出，或在咽喉** 用蝼蛄即湿地上夜鸣拉拉呼脑子，捣泥敷上，不过三五次即出。

**坠车落马筋骨痛不止** 元胡索末，好酒服二钱，日进二次即愈。

**竹木刺入喉** 故锯烧红浸酒中，乘热饮之极妙。

**接骨神方** 东平展子明传。

旱公牛角一个，火上炙，干一层刮一层 黄米面不拘数，荞面亦可 榆树皮白里不拘数 花椒六七粒 杨树叶不拘数，如无亦可

共研细末，以陈酽醋熬成稀糊，用青

布摊贴，再用长薄柳木片缠住，时刻闻骨内响声不绝，俟定即接。

如牛马跌伤及树株被风刮折者，以此药照治人法治之俱效。

# 杂 治 门

**卒暴恶死或缢死，或卧奄然忽死，心头微微温者**　葱心黄茎，男左女右入鼻孔三四寸，鼻目出血有生。

**急救方**　凡溺死者以鸭血灌之可活。

**治水溺死**　用牛一头或铁锅一口，将溺者横卧于上，口中放箸一枝，使水可出，再以老生姜擦牙，鸭血灌之即活。

**治冻死**　凡冻将死有气者，灰炒热、囊盛熨心胸，冷即易灰。若不先温其心便以火烘，则冷与火争必死。

**凡疯犬毒蛇咬伤者**　只以人粪涂伤处。新粪尤佳。诸药不及此。

**虎字符**　治颠狗伤人，随地掘一坑，取无根水用新羊毛笔搅脓于患处，写一虎字即勾上连圈七个，着虎字又于字中，细圈百十数，自愈。如至五七日头顶上生出红毛一根，即拔去之，此方验过。

**狗咬成疮**　银杏嚼细涂之。

**恶蛇伤顿仆不可疗者**　香白芷为末，麦冬去心，浓煎汤调下，顷刻伤处出黄水，待肿消皮合仍用此药渣敷。

**恶蛇咬伤**　青木香即马兜铃根，水磨敷之，仍煎汤饮吐妙。

**救砒霜毒方**　会稽邵铭三先生传。

无名异即土子，漆匠用以炼桐油收水气者，研末吞下即活。邵铭三云：一人常称无名异善解砒霜，其友不信请面试，先服砒霜后服无名异，果无恙。①

**误吞五金**　啖饴糖半斤，其物皆从大便出。

**解诸骨哽方**　或用艾叶煎酒服；或将粟子内衣烧服；或将虎骨研末服；或将狗倒悬取涎服；或将象牙末吹之。

———————————

①　此说不足信，更不可试。

**解鸡骨哽方**　或服水仙花根汁；或服玉簪花根汁；或将鸡毛烧灰水服。

**鸡骨鱼刺**　金凤花子，北名海南花炒为末，吹入即出或下。

**汤火伤**　凡汤火泼烧，急觅水中大蚌，置瓷盆中，将其口向上无人处，用冰片三分、真当门麝三分，为细末，俟大蚌口自开时以匙挑冰、麝一二分，倾入蚌口内，其口即合而蚌内之肉悉化为浆，然后再入冰、麝少许。用鸡翎粘扫伤处，先从四面边层层扫入，每日用一二枚，痛处自减，及其火气已退，将用下蚌壳烧灰存性、研细末，入冰麝少许，从边围扫。如无蚌处，用冰片从四面摩起，渐及于中亦可渐瘥。

又杭粉为细末，同妇女所用好头油调涂；如无，柏子油亦可。

又用多年陈酱，宽宽涂之，但愈后有黑荫。

**汤火伤**　著人嚼生芝麻涂，随干止痛。如患处宽大，令众人共嚼共涂之，

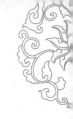

立愈。

**汤火伤灼**　旧葫芦瓢烧灰敷之。

**烟熏欲死**　白萝卜生者嚼汁咽下，立爽。

**食物醋心**　胡桃嚼烂姜汤下立止。

**贪食茶叶、壁泥、桴炭、石灰、生米等**

此症皆属有虫。用炒芝麻一碟，拌雄黄末三分，始服白汤下，三日后只吃炒芝麻，服半月自愈。

# 女　科

**麦冬丸方**　治女子经闭形容枯槁，屡验。

杭州麦冬六斤，去心、熬成膏　何首乌半斤，黑豆拌、九蒸九晒为末、人乳浸不计遍，晒得一斤重　大怀熟地四两　红花五钱，酒洗　当归四两，酒洗　鹿茸五钱，酥炙

共为末、和匀入麦冬膏内，加炼蜜少许，和为丸如梧子大。每服三钱，渐加至五钱，黄酒、滚水任下。

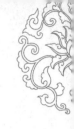

**四制香附丸** 验方：香附一斤，去毛，酒制，四两，童便制，四两，姜汁制，四两，盐水制，四两，各浸七日，乌药半斤炒共为细末，用米面、米醋打糊为丸梧子大。每服三钱，泽兰叶煎汤下。肥人空心盐酒送下。如月水不调，临行三二日前腰痛，用酒炒黄芩为引服之，四十日大见功效，妙不可述。

**经闭干血等症神方** 京师朝阳关僧建庵方。

雄鸡一只，煮熟去肉取全骨一副即嘴爪俱要不遗，再用童便、生姜汁、高醋各三盅将骨入砂锅或置新瓦上微火焙炒，陆续将三汁洒在骨上，仍留汁一少半，将骨打碎，又用香附米一两同骨再焙，仍将三汁陆续洒在骨上焙之，俟骨酥脆去香附不用，将骨研成细末，分作三服，黄酒调下，一服汗出，三服经行，神效之极。

**月水不断** 陈莲房烧存性、研，每服热酒服二钱。

**吕祖鸾笔传治瘰疬屡验方** 朝天结

成石榴无些微损伤者,连枝蒂摘下一枝,用新砂锅一个,新木杓一柄,多年黑色陈酽醋十斤愈久愈妙,陆续入锅煮榴,用杓底擦滚石榴令其皮烂,俟醋完熬至黑色如胶、榴渣化尽如膏起锅,再预以羊血凝定如块者盛瓷器中,以金银竹簪挑起一块滴于血上即透至血底俱化为水,足验药力。如无羊血即猪血亦可验。令病者叩首诚心鸣谢,祖师陆续用酒化血,不拘多少服之,滚水化服亦可。按石榴体沉,其口多下垂者,朝天者绝少,此方异处在用石榴,莫测其理。

**癥瘕血块劳疾屡验多人方**　生川大黄切片一两,好陈醋浸晒各九次,研极细末,每服三钱,好酒送下,二三服即愈。

**赤白带下**　槿树根皮二两,切,以白酒一碗半煎一碗,空心服。白带用红酒甚妙。

**赤白带下**　无论老幼、孕妇,皆可服之。

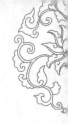

马齿苋捣烂拧汁三大合,和鸡子清二枚,先温令热,次下苋汁,微温顿饮之,过再服即愈。

**血崩方** 鸡冠子;白者治红崩,红者治白崩,每服五钱。焙微枯,黄酒送下。

**血崩久甚不愈** 真紫降真香三钱,为细末,水二盅煎八分,露半夜,至鸡鸣时热服之,出汗即愈。

**崩中下血** 大蓟根叶捣汁服半升。

**血崩** 贯仲一味,好黄酒一碗煎至半碗,服之发汗立止。

**无忧散** 治妊娠身居富贵,口厌肥甘,忧喜不常,食物不节,既饱便卧,致令胞胎肥厚,根蒂坚牢,行动艰难,因致临产难生,八月可服无忧散则易生矣。

当归　川芎　白芍药　枳壳　乳香各三钱　木香　甘草　血余各一钱五分即发灰以獭猪心血和之

上为末,每服二钱,水煎,日进二服。

世之难产往往见于郁闷安佚①之人，富贵豢养之家，若贫贱辛苦者，未有也。古方书止有瘦胎饮一论，而其方湖阳公主作也，实非极至之言，何者？见其有用此方者其难自若。有妊妇苦于难产，后遇胎孕则触而去之，予甚悯焉！视其形肥，勤于针指，构思旬日，忽自悟曰：此正与湖阳公主相反，彼奉养之人其气必实，耗其气使和平，故易产。今形肥知其气虚，久坐知其不运，必气愈弱，儿在胞胎因母气不能自运耳。当补其母气，则儿健易产。

## 生产保全母子神方

当归酒洗 川芎 菟丝子各一钱五分 川贝母一钱，去心 生黄芪八分 川羌活 甘草各五分 枳壳六分，面炒 白芍炒，一钱二分，冬月止用一钱 荆芥穗八分 蕲艾七分 厚朴姜汁炒，七分

用水二盅、姜三片，煎八分。凡妇人受孕二三月者，不论有病无病，每月可服

① 佚：同"逸"。

三二剂,临月服五七剂,临产用三四剂,同
煎代茶不时饮,自能平安易产,诸病不生。
倘素日未知此方,一时忽有血晕、阴脱、胎
滑、小产者服之即安。又横生倒养六七日
不下,或婴孩死于腹中者,切忌收生婆用
手,只以此药服之即下。此系异人所传,
神效无比,予家中用之多年,真至宝也。

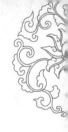

### 束胎丸　怀妊七八个月服之。

黄芩炒,夏两、春秋七钱半、冬五钱　白术二两
白茯苓七钱　陈皮三两,忌火

为末,粥丸梧桐子大,每服三四十九,
白汤下,极妙。

### 佛手散　治六七个月后因事跌磕伤
胎;或子死腹中,疼痛不已,口噤昏闷;或
心腹饱满,血上冲心者。服之生胎即安,
死胎即下。又治横生倒产及产后腹痛,发
热头痛。逐败血,生新血,能除诸疾。

当归五钱,川芎三钱,水七分、酒三分
同煎七分。如横生倒养、子死腹中,加黑
马料豆一合、炒焦乘热入水中,加童便一

半煎服,少刻再服。

**妊娠伤寒热病护胎法方** 井底泥、青黛、伏龙肝即灶心土,各等分,上为末、搅匀,涂于孕妇脐中二寸阔,如干再涂上,以保胎孕不伤。

**孕妇癃闭涓滴赤色方** 小茴香阴阳瓦焙存性、研末,每服三钱,黄酒冲服。

**坠高跌打触胎不安,胎动腹痛** 缩砂仁不拘多少,熨头盛,慢火炒熟透,去皮为末,每服二钱,熟酒调下,须臾胎动发热,即胎已安,功最神效。

**治胎动神验奇方** 阿胶 鹁鸽粪各三钱,同炒为末,白滚水送下,即见红亦安,神验无比。

**生化汤** 产下即服。全当归酒洗,八钱真川芎三钱 姜灰五分,夏令四分 甘草炙,五分 桃仁十粒,去皮尖研碎

孕将临月,照方预备二剂,俟一痛即用水二盅先煎一剂,渣另贮再煎一剂,其渣同前渣并煎,其汁三盅和一处顿热,加

黄酒六七匙，于一产后未进饮食之前即行服下，逐瘀生新永免产症；或三二日内精神疲倦或腹中作痛，再连服二三剂，即愈。更治产后一切危症，无不立安。

此方与达生汤均系张孟深先生所立救苦良方，不论大小产皆可用，奇效。产后诸症总以生化汤为君，余则不过随症加减而已。若恶露已行，腹痛已止，减去桃仁再多服数剂不妨；如口渴加麦冬，花粉；寒痛加肉桂，砂仁；伤肉食加山楂；伤饭食加麦芽；伤果品加面裹煨熟草果数分；伤酸梅加吴茱萸三五分；伤菱肉加生龟板；伤梨及西瓜加肉桂之类。如本元虚者少服。

**开骨丹** 治产五七日不下；及瘦小女子，交骨不开，死在旦夕。

龟壳自死者佳，占卜者次之，煮熟者不用 女人发一握生男女者佳，煅存性 当归酒洗 川芎各一两

上为末，每服三钱，用水一盏半煎服，

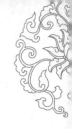

约人行五里时胎即下。

**治难产奇验方**　生半夏　白蔹等分
为末，每遇难产妇人或一二日夜不生，急
用此药末一钱，无灰酒送下，不论横生倒
生，胎衣不下，俱只一服无不下矣，神验
之极。

**济生汤**　治难产如神。俟腰痛即服
易产，即三四日不生，服此自然转动生下，
此方催生第一，稳效。枳实面炒　香附炒
大腹皮姜汁洗炒，各一钱　甘草炙，七分　川
芎二钱　当归二钱五分　苏叶八分
水煎空心服。

**产宝散**　伏龙肝乃柴灶下正中土也，如子
死腹中，母亦将绝，土三钱无根水调服即
下，其土当儿头上戴出，奇妙。

或胎衣不下，用伏龙肝一两为末，好
醋调相得，纳于脐中，再用甘草煎汤三四
合服之即出。

又腊月兔皮毛烧灰酒服亦出。

**治横生难产子母双全，即时止痛，顺**

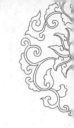

**生验方** 龟板一具,去两边飞边,用高醋在火上扫炙十数次,以板酥为度,研细末,每服三钱,热黄酒冲服。

**难产简便方** 效。红苋菜同马齿苋煮熟食之即生。

**妇人难产三四日不下者** 密将本夫阴毛剪下一半烧灰冲酒,本夫手受与妇饮下即生,切勿与妇知之,屡验。

**妇人逆产** 釜脐煤以中指取下交划儿足下即顺。

**胎衣不下方** 效。鸡蛋清二个去黄,以好醋一盅和之啜入口中即下。

**胎衣不下** 将本妇之裈即裤也,覆井上即下。

**猪肝蜜酒法** 治妇人胞水早行,胎涩不下。猪肝一具,白蜜四两,醇酒一升,共煎至半升,分作二三服。不能服者,随其多少,缓缓服之。

**下死胎方** 用芒硝二钱,童便温调服立下。

**子死腹中不出**　黄牛粪敷母脐即出。

**产后中风危急屡验方**　密云县牛栏山杨医传。

黑豆一茶盅，连须葱五六半截，先将黑豆焙至有烟时再入葱，黄酒一盅，水一盅半，共煎至一盅服，出汗即愈，宝之宝之，救人莫大阴功。

**产后心痛**　此恶血不尽也，用荷叶炒香为末，每服方寸大匕，沸汤或童便调下或烧灰煎汁皆可。

**产后危急血晕恶露攻心将死方**　延胡索，血竭、真没药制净，归身各等分，醋水各半，煎服即愈。

**产后血晕**　韭菜不拘多少切入瓶中，沃以热醋，令瓶嘴对鼻中即醒。如无韭菜时，用荆芥穗三钱，炒黑研末，童便送下。

**产后小便不止**　厚肉桂一两，丁香三钱，为末，酒调作饼，放脐上即止。

**治产妇大便不通及老人诸虚人风秘不通难行导药者**　服此最妙，最稳效若影响。苏子、胡麻子各半,合研极细,用水再研取汁一碗,煮粥食之,解下结粪,渐得通利,极验。

**涌泉散**　治产母乳汁不通。

王不留行　天花粉　甘草各三钱　当归二钱　穿山甲炙黄,一钱五分

共为细末,每服三钱,猪蹄汤或热黄酒送下,其乳如涌泉矣。

**通脉散**　治乳少或无乳。

黄芪生用一两　当归五钱　白芷五钱七孔猪蹄一对

煮汤吹去浮油,煎药一大碗,服之覆面睡即有乳。或未效,再一服,无不通矣。

新产无乳者,不用猪蹄,只用水一半,酒一半煎服。体壮者加好红花三分,以消恶露。

**无乳**　牛鼻子作羹食之,乳下无限。

**乳吹乳滞方**　蒲公英一两,入无灰酒一斤,煎熟服,神效。

**结乳敷药方**　一妇患此症,诸药不

效,肿痛异常,以此方治之立效。上院判汝敬吴公传。

用生山药,不拘多少,捣烂敷之。

**吹乳仙方** 葱一大把,捣成饼一指厚,摊乳上,用灰火一罐覆葱,须臾汗出,肿痛立消。

**结乳方** 蚯蚓粪,以陈醋调涂患处即愈。

# 小 儿 门

**治初生小儿无皮** 但赤色红筋,乃母气不充实,受胎未足也。早稻米粉扑之。肌肤自生,神效。

**治小儿初生大小便不通** 急令妇人以热水漱口,吸小儿前后心及脐下,数次即通。

**小儿不尿** 胎热也。大葱白一茎,切四片,乳汁煎顷刻,作四服。

**小儿大小便血** 乃热传心肺。不宜凉药,以生地黄汁五七匙。酒半匙,蜜半匙和服。

**小儿目闭**　或出血，或肿涩，此慢肝风也　以猪胆汁涂，甘草炙之，研末乳服。

**小儿龟胸龟背**　取龟尿摩其胸背，久久即瘥。法：取龟置瓦盆中，以镜照之即失尿，急以物收之，或以猪鬃刺其鼻即尿。

**小儿脐疮**　马齿苋烧研敷之。

**小儿脐风锁口**　乌梅煎汤灌之即愈。

**治初生小儿月内脐风神验方**　如发脐风，看小儿脐上，定起有青筋一条，自脐而上指心口，若此筋已至心口，十难救一二矣。看此筋未至心口时，用艾壮在此青筋头上灸之，此筋即时缩下寸许，再从缩下筋头上灸之，此筋即消病愈，屡试屡验。

**蓐疮**　凡小儿百日内生疮名蓐疮，由胎毒所致，又名毒瘴，从身渐延至头齐眉，癞遍则愈，若从头渐至腹者难治。内服犀角丸。

牛黄　犀角　羚角　全蝎酒洗　僵蚕炒　防风　羌活　天麻　黄麻　胆星

天竺黄　黄连　京墨煅微烟为度

以上各三钱，为细末，蒸饼打糊为丸
芡实大，朱砂、金箔为衣，每服一丸，薄荷
汤下。如外敷药，恐毒入内反生他疾，宜
用药煮布衫穿之，以青布做小衣二件，同
药煮阴干，早晚换服再煮，以愈为度。煮
衣之药四味：大黄八两　甘草四两　当归二
两　朴硝二两

乳母宜服，煎药十剂：

苦参二钱　羌活八分　甘草四分　连翘
防风　荆芥　牛蒡子研　金银花一钱

水煎服。忌食鸡、鹅、羊、鱼、韭葱、蒜
等，酒宜少吃。

**小儿齁喘**　活鲫鱼七个，以儿自尿养
器中，待红煨熟食。

**走马牙疳**　言患迅速不可迟延故也。
多属痘疹余毒所中，又有杂病热甚而成
者。其患牙龈肿烂，随便黑腐作臭。有五
种不治：口臭延秽不治；黑腐不脱不治；牙
落无血不治；穿腮破唇不治；用药不效不

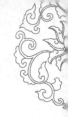

治。初起佳。

人中白<sub>溺壶者煅红，二两</sub>　儿茶<sub>一两</sub>　黄柏　薄荷　青黛<sub>各末二钱</sub>　冰片<sub>五分</sub>

研极细，先用温汤漱净，吹药疳上，日用六七次，吹药后涎从外流为吉，涎毒内收为凶。内服：芦荟　银柴胡　胡黄连　川黄连　牛蒡子　元参　桔梗　山栀　石膏　薄荷　羚羊角<sub>各五分</sub>　甘草　升麻<sub>各三分</sub>

水二盅，淡竹叶十片，煎六分，食后服。此方虽穿腮破唇并宜服之。

**小儿口疳**　人中白<sub>煅</sub>、黄柏<sub>蜜炙焦</sub>，为末等分，入冰片少许，青布拭净掺之。

**疳症仙方**　治一切肚大黄瘦腹痛虫积神效。

雄黄<sub>三钱</sub>　麝香<sub>五分</sub>　胆星<sub>二钱</sub>　全蝎<sub>大炒去足</sub>　姜蚕<sub>各一钱，炒</sub>　巴豆<sub>五分，纸打去油</sub>

共秤净末，神曲糊丸如菜子大，朱砂<sub>飞二钱</sub>为衣，每服一丸，白汤下。杭州智荣和尚得此方济人千万矣。

**小儿口疮不能吮乳**　蜜陀僧末醋调涂足心,愈即洗去。

**小儿胎剥**　两大腿近小腹处生疮皮脱开渐延小腹则不救,此名胎剥。用猪胆抹黄柏炙研涂之;或加伏龙肝末等分,唾湿患处掺之。

**婴儿胎疮满头者**　用水边乌桕树根晒研,入雄黄末少许,生油调搽。

**小儿赤游风方**　丹行于上下至心即死,白菜捣敷即止。

**小儿浮肿**　丝瓜、灯草、葱白等分,煎汁浴之并少饮。

**小儿咳嗽,咳呕不已**　麻黄　防风荆芥各三钱为末,绿豆面五钱研匀,杏仁三钱煎汤调前药,每服一钱上下,量儿大小服。

**小儿泄痢**　血痢马齿苋捣汁一合,蜜二匙,空心煎服。

**小儿痢疾**　鸡子一个,煮二三沸,取起,去白用黄,研碎,以生姜汁,半小盅,和

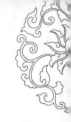

匀与小儿服之，不宜吃茶，其效如神。

**小儿疳痢、疳痢** 垂死新羊屎一升水一升浸一夜，次早绞汁顿服，日午乃食，极重者三服愈。

**小儿冷疳** 腹大吐食，面黄腿缩。母丁香七枚为末，乳汁和蒸三次，姜汤服。

**针砂丸** 治小儿面黄肚大，积聚不消，不思饮食。

针砂四两,醋煅七次　皂矾四两,火煅　厚朴一两,姜汁炒　青皮一两　三棱一两　陈皮一两　草乌一两　南木香一两　雄黄一两　槟榔一两　使君子一两　鳖鱼脚八只,醋浸焙干

上醋为丸如粟米大，空心调服。小儿一岁三分。

**治急惊神方** 用灯心二十根，长五六寸蝉蜕七个去头足翅盖，只用肚皮明壳上好辰砂三钱。以新白纱扎紧，用线系物坠于砂罐两边悬空放水中，量小儿大小，或水盅半煎一盅，或用水一盅煎七分，服下即愈。

**小儿惊痫腹满大便青白** 柏子仁末温服酒调服一钱。

**小儿惊风方** 麝香半分,朱砂二分,乌梅一个去核,共研碎,用亲人血数点,再用钩藤煎汤与小儿食之,惊风立愈。

**小儿寒热惊痫,惊搐发热** 用荆芥柴烧沥一盏,入姜汁二匙,消痰如神。

**小儿寒热惊痫** 惊痫嚼舌,迷昏,仰目 牛黄一豆许研,和蜜水灌之。

**小儿痰热方** 乱发同鸡子黄熬良久出油与儿服之。

**治小儿不出痘秘方** 羌活 防风 升麻 麻黄 生地 黄柏各五分 当身 黄连 甘草各三分 柴胡 干葛 藁本 川芎 黄芩酒炒 苍术各二分 细辛 白术 陈皮 苏木 红花各一分 连翘 吴茱萸各半分

以上药合为一剂,每逢立春,立夏,立秋,立冬之前一日晚,用水二盏煎八分,露一夜,如遇下雨露在檐下,次早温服。于一年之内，只服四剂，永不出痘，即服一二剂出痘亦少，服过四剂再不必服。但小儿服药若泻乃胎毒去也，逢第二次服则不泻矣。亦有初次不泻者，是胎毒轻也。同志者若刊刻广传甚妙。

**稀痘神方**　孕妇怀孕时用生白芝麻五升或一二升，置于常出入处，孕妇随便食十个月，生后小儿不受胎毒，无痘可出，即出亦稀而无害。此江南薛浩然屡验之方。

**稀痘丹**　赤豆　黑豆　绿豆各一撮　甘草节五分

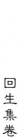

不时煎服屡验。如乡邻有痘疹流行，预与儿食可免不出，即出亦轻。

**治痘痒搔破**　用盖屋烂草二三年者晒极干，研筛，极细末，掺于患处。如遍身损湿不堪坐卧者，可用二三升摊于席上，令儿坐卧，效应如神。

**解痘毒方**　生螃蟹，飞罗面捣膏贴患处立愈。

**小儿痘花倒陷**　痘花倒陷,毒遏便血,昏睡诸恶证用抱出鸡子壳去膜,新瓦焙研,每热汤调服半钱,婴儿以酒调抹唇上,并涂胸背及风池穴更效。

**小儿痘极多不能灌浆丹方**　用白水牛身上虱二三钱,新瓦烙乾,龙眼汤送下。此方妙不可言,服后亦不灌浆只起黑衣而愈。其虱在牛耳中取之。

**治痘疹黑陷不起**　用狗蝇七个擂碎,和好酒酿调服即愈。

**小儿痘后痈毒**　赤小豆末,鸡子清调涂。

**治痘风眼方**　效。吴江启孙吴先生传。

荆芥穗　苍耳子　辽细辛　薄荷叶 炒去刺净　防风各等分

煎好倾入小瓷瓶内,对眼先熏,再倾出洗之。洗后用神佛前灯架上滴下柏油烛泪搽之效。

**小儿溏泄**　柿饼烧熟食之即止。

**小儿头上肥疮方**　编筐篮之葛条煅灰,灯窝油调涂之。

**治腹内虫疼方**　乌梅一个　老姜三片　榧子十个　花椒十四粒　黑糖少许

煎服,虫尽出矣。

鸾批:竟加十倍,照方为末,用糖拌,每晨用二钱,儿大至三五钱,盖煎剂其功太缓。

**小儿误将竹木刺入眼内**　白头颈蚯蚓掐断滴血入眼刺即出。

**稀痘方**　橄榄核,拭净,打碎,连仁晒干,研细末,用瓶收贮,每逢水闭相连日,将末挑两三茶匙,加糖少许,开水调服至多次,痘即不出,虽出甚稀。

**痔方**　用顶大木瓜一个,浸高粱烧酒十斤,封埋地中一月取出,随量饮之,酒尽自愈。

**破伤风方**　用老鹰一只烧灰存性,酒送下。

**癣方**　雄黄、滑石、硼砂三味各一钱,研细末擦患处。

**惊风方**　用老虎眼烧灰存性,每服一分,酒送下。

**汤泡火烧方**　茶叶嚼烂敷患处即愈。

**救火灭良法**　左手捏三山诀,持鸡蛋一个,右手捏剑诀,向蛋上将咒语默空写七遍,即投之火中,自灭一个不灵,连用七个即灭。咒语:敷施发、润天尊。

**疟疾方**　用狗蝇七个,黄蜡皮子包丸成七丸,临发时用凉水送下。

**又方**　黑枣去核,同生姜研成丸子,临发时用开水送下。

**蜈蚣咬方**　用蜘蛛放在咬处可解,如好即将蜘蛛放在水中,可救蜘蛛。

**化耳蕈方**　雄黄一钱　轻粉八分　卤砂三钱　冰片五厘,为末

用草笔点上化为水,每日点五七次不等。

**治生猴子方**　用蜈蚣大钳挑猴子,其软如腐,挑尽自愈。此方得自葛祖仙传已

经验过。

**军门止血方**　参三七　　白蜡　　乳香
降香　　血竭　　五倍子　　牡蛎

以上各等分,不经火为极细末,敷患
处立愈。

**专治杨梅积毒名为金蝉脱壳方**　　虾
蟆一个,黄色者佳　　金花四两　　银花①四两

用陈酒一坛,将虾蟆同金银花捣烂,
用麻布包好浸入坛内,煮三炷香。每日过
量饮之自效。

---

①　银花:又名金银花,双花。此处金花、银花
疑为金银花。

## 声 明

由于年代久远,在本书的重印过程中,部分点校及审读者未能及时联系到,在此深表歉意。敬请本书的相关点校及审读者在看到本声明后,及时与我社取得联系,我们将按照国家有关规定支付稿酬。

天津科学技术出版社